ESSAI

SUR

LES PSEUDARTHROSES

CONSÉCUTIVES

AUX FRACTURES DES MEMBRES

ET SUR LES MOYENS D'Y REMÉDIER

A. Parent, imprimeur de la Faculté de Médecine, rue Mr-le-Prince, 31.

ESSAI

SUR LES

PSEUDARTHROSES

CONSÉCUTIVES

AUX FRACTURES DES MEMBRES

ET

SUR LES MOYENS D'Y REMÉDIER

PAR LE Dr GUSTAVE PUEL

ACCOMPAGNÉ

D'UN TABLEAU RÉSUMANT LES RÉSULTATS STATISTIQUES

DE M. E. GURLT

PROFESSEUR DE CHIRURGIE A L'UNIVERSITÉ DE BERLIN

ET D'UNE PLANCHE REPRÉSENTANT LES APPAREILS A EXTENSION PERMANENTE

DE MM. LÉON LEFORT ET S. LAUGIER.

PARIS

J.-B. BAILLIÈRE ET FILS

LIBRAIRES DE L'ACADÉMIE IMPÉRIALE DE MÉDECINE

19, rue Hautefeuille, 19

Londres	**Madrid**
HYPPOLYTE BAILLIÈRE.	C. BAILLY-BAILLIÈRE.

1867

ESSAI

SUR LES

PSEUDARTHROSES

CONSÉCUTIVES AUX FRACTURES DES MEMBRES

ET SUR LES MOYENS D'Y REMÉDIER

AVANT-PROPOS

L'étude des pseudarthroses comprend plusieurs questions de chirurgie à la solution desquelles la clinique ne saurait trop prêter son précieux concours. Profondément pénétré de l'insuffisance des ressources que nous pouvons demander à nos souvenirs d'hôpital, il ne nous appartient pas d'espérer de traiter ce sujet avec tous les développements qu'il comporte, avec une autorité quelconque, qu'exclut notre inexpérience.

L'étiologie des pseudarthroses a été de la part de Malgaigne l'objet d'une critique des plus judicieuses. Il a réduit en effet à sa valeur réelle chacune des nombreuses causes invoquées pour expliquer soit la non-consolidation des fractures, soit le retard qu'éprouvait leur guérison définitive. Nous avons cru devoir apporter quelques nouveaux faits à l'appui des opinions émises à ce sujet.

Le traitement des pseudarthroses, malgré la variété des moyens qu'il peut offrir au chirurgien, manque néanmoins de ces indications précises qui lui permettent de peser avant d'agir toutes les conséquences de son intervention. En lisant les auteurs qui ont écrit sur ce point de l'histoire des fractures non-consolidées, on reconnaîtra avec moi qu'une large part est faite à l'arbitraire dans le choix d'un procédé ou de son mode d'application.

Un ouvrage publié en Allemagne en 1862 (*Handbuch der Lehre von den Knochenbrüchen*) par E. Gurlt, professeur de chirurgie à l'Université royale de Berlin, nous a paru combler cette lacune que des voix plus autorisées que la mienne avaient déjà signalée. La richesse des observations laborieusement groupées par l'auteur, le champ immense qu'il avait parcouru dans ses investigations se recommande particulièrement à notre attention pour l'étude que nous nous proposions d'entreprendre.

En puisant donc largement à cette source, sans négliger toutefois de mettre à profit les faits que des recherches bibliographiques personnelles nous ont permis de recueillir, nous avons cherché à en déduire les conséquences que leur analyse nous inspirait.

Par l'heureuse application qu'il a faite à l'étude des pseudarthroses d'une méthode à laquelle la chirurgie moderne demande ses renseignements les plus persuasifs, Gurlt est parvenu à dresser des tableaux statistiques. Les résultats numériques auxquels il a été conduit ont une importance qui ne sera pas méconnue et qui a dû nous imposer une reproduction aussi complète que fidèle (Voyez page 127).

Les fait qui me sont personnels dans ce travail sont bien peu nombreux. L'occasion d'observer des pseudarthroses dans nos hôpitaux de Paris se présente si rarement que ce sera peut-être une excuse pour le faible contingent que j'apporte. Parmi les ouvrages que j'ai consultés avec le plus de fruits, je dois signaler spécialement le remarquable *Traité des fractures* de Malgaigne et les *Nouveaux éléments de médecine opératoire* de M. Velpeau.

Je dois des remercîments particuliers à M. le professeur Laugier, grâce à l'obligeance duquel j'ai pu reproduire deux appareils pour effectuer l'extension permanente du bras et de la cuisse. Ils sont destinés à rendre aussi simple qu'aisée l'application d'une méthode qui compte la plus grande proportion de succès, appliquée au traitement des pseudarthroses.

Nota. — La lettre (G), placée à la suite de plusieurs observations, indique celles qui ont été traduites d'après le texte allemand de Gurlt.

CHAPITRE IER

ANATOMIE ET PHYSIOLOGIE PATHOLOGIQUES

Lorsque, soumise aux traitements les plus rationnels et les mieux combinés, une fracture ne s'est pas consolidée dans les limites du temps qui lui sont généralement reconnues nécessaires, il n'est pas néanmoins permis de conclure à l'existence d'un pseudarthrose. Deux affections bien différentes en réalité, mais d'un diagnostic différentielle plus souvent difficile, peuvent se présenter alors. Sous l'influence de causes diverses, le travail réparateur de la fracture s'est arrêté; il en résulte ce qu'on appelle un retard de consolidation. Quelquefois ce travail réparateur n'a pas été seulement suspendu, mais un autre lui a succédé et a produit dans le foyer de la fracture des modifications telles que l'état anatomique des tissus se rapprochant à des degrés divers de celui des articulations normales, on a donné à cette nouvelle affection le nom de fausse articulation ou pseudarthrose.

Il ne nous appartient pas de traiter dans ce chapitre des distinctions qui peuvent permettre de reconnaître en clinique ces deux modes de terminaison des fractnres : avant d'aborder cette étude, nous croyons qu'il ne sera pas inutile de passer en revue les diverses particularités anatomiques que peuvent offrir les pseudarthroses.

Les auteurs qui se sont livrés à des recherches sur ce sujet ont tous constaté dans ces lésions la présence d'un ou de plusieurs élé-

ments caractéristiques des articulations normales. Ces éléments
étaient plus ou moins modifiés, mais leurs caractères paraissaient
assez tranchés pour que des classifications aient été entreprises et,
dans ces classifications mêmes, nous retrouvons quelquefois établies
les mêmes divisions que celles établies pour les articulations normales.

Quelque aride que nous paraisse l'énumération des diverses classifications des pseudarthroses, nous n'hésitons pas cependant à les
reproduire, parce que nous y trouvons des descriptions intéressant
au plus haut degré les points contestés de leur anatomie pathologique.

Kuhnholtz (*Journal complémentaire*, tome III, p.289) les divise de
la manière suivante :

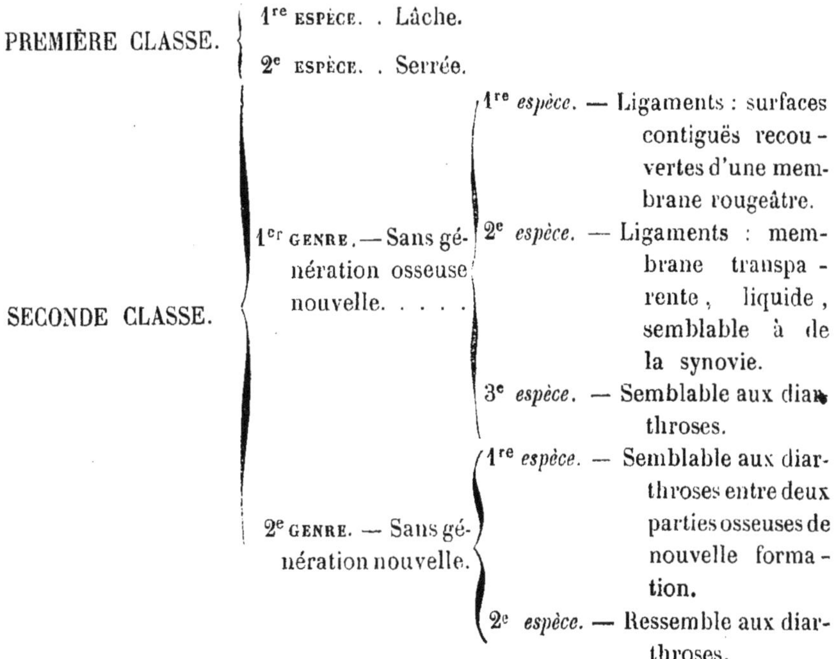

Pour M. Cruveilhier (*Anatomie pathol. génér.*, t. Ier, p. 269) il
existe trois types caractérisés de la manière suivante :

1° *Arthrodie morbide.* — Fragments en contact immédiat, configuration réciproque. Dans un certain nombre de cas, les surfaces en contact sont recouvertes de cartilage accidentel prévenant leur usure ; dans d'autres, ce cartilage manque, il est remplacé par une lamelle osseuse éburnée, s'usant par le frottement. Une capsule fibreuse plus ou moins résistante est disposée autour des fragments dont les extrémités paraissent lubréfiées par de la synovie. Amoindries dans leurs diamètres, ces extrémités sont quelquefois accrues par le développement de productions osseuses que favorise le frottement des surfaces.

2° *Amphiarthrose morbide.* — Réunion des fragments par un tissu fibreux plus ou moins résistant. Le rapprochement de cette variété avec les articulations normales est d'autant plus frappant, que souvent, dans les deux cas, on trouve à la fois une portion de surface contiguë et l'autre continue à l'aide de tissu fibreux.

3° *Syssarcose morbide.* — Fragments entièrement indépendants et perdus au milieu des masses musculaires.

Norris (*American journal* 1842) propose la classification suivante, dans laquelle rentrent tous les différents types qu'il a eu occasion d'examiner.

1re *classe.* — Les fragments sont mobiles ; au niveau de la solution de continuité existe un renflement cartilagineux considérable, mou et dépressible.

2e *classe.* — Les fragments ne sont pas en contact, ils sont très-mobiles sous les téguments, et les extrémités semblent avoir subi une sorte d'atrophie.

3e *classe.* — L'union entre les fragments est produite par l'intermédiaire d'un tissu long et épais. Les fragments sont anguleux ou arrondis, mais le canal médullaire est toujours oblitéré à la surface.

4e *classe.* — Il s'est produit une véritable diarthrose ; il existe une capsule fibreuse forte, lisse à l'intérieur, et contenant un liquide semblable à de la synovie.

Malgaigne n'admet pas les caractères assignés à la première classe comme suffisants pour constituer une pseudarthrose. Ce serait, d'après lui, cet état intermédiaire des fractures où le cal formé n'a pas encore été envahi entièrement par la matière calcaire. En cherchant à produire des pseudarthroses sur des fémurs de lapins, nous avons une fois constaté par nous-même cet état particulier d'une fracture en voie de consolidation. L'animal avait succombé douze jours après que la fracture eut été produite. Nous trouvâmes en examinant le foyer une masse d'aspect fibreux, entourant les deux extrémités des fragments et permettant par son élasticité quelques mouvements à ceux-ci. Il est évident que nous avions sous les yeux non une pseudarthrose, mais un des degrés de transformation du cal.

Gerdy (*Chirurgie pratique*) admet quatre variétés de pseudarthroses :

1° *Pseudarthrose lâche.* Les fragments sont plus ou moins rugueux sur les surfaces de la cassure, et ne tiennent ensemble que par les chairs et un tissu cellulaire lâche.

2° *Pseudarthrose fibreuse.* Les fragments sont unis par du tissu fibreux lâche ou serré.

3° *Pseudarthrose indurée.* Les fragments sont indurés et bornés par une induration consécutive à leur inflammation, et réunis par une capsule fibro-séreuse lubréfiée à l'intérieur par une espèce de synovie.

4° *Pseudarthrose synovio-cartilagineuse.* Les fragments sont revêtus d'une sorte de cartilage.

Ainsi nous voyons déjà que certaines pseudarthroses présentent, à des degrés divers de perfection, des ligaments, des surfaces articulaires encroûtées de matière cartilaginiforme, et modifiées au point de ne ressembler en rien à celles d'une fracture récente ou en voie de consolidation. Quelquefois même une capsule articulaire s'est établie, et une synoviale la tapisse. Ce dernier point de l'anatomie pathologique des pseudarthroses a été contesté par Boyer, u i niait l'existence de diarthroses morbides. L'autorité de ce chirurgien, les faits remarquables qui viennent controuver son opinion, nous font un devoir d'étudier spécialement cette question.

Andral admet l'existence d'une membrane séreuse de nouvelle formation ; il en a observé une remplie de liquide onctueux et d'apparence gélatineuse, entre deux fragments d'un cartilage costal anciennement fracturé. Il cite un cas de luxation non réduite, où Bichat observa un kyste lisse, à surface interne, humide de sérosité, et formé aux dépens du tissu cellulaire. Nul doute pour lui que ce fût une synoviale accidentelle.

Obs. — Pseudarthrose du fémur à sa partie moyenne. Les fragments sont réunis par des productions osseuses de nouvelle formation, de manière à produire une espèce d'N. Le fragment inférieur est courbé en avant. Une production osseuse fait une saillie considérable au milieu de la tête du fragment inférieur. Cette tête est irrégulière, mais lisse dans tous ses autres points. La cavité articulaire du fragment supérieur est profonde de plus d'un demi pouce, et occupe. non l'extrémité de ce fragment. mais une apophyse née de sa partie postérieure. Cette apophyse, semblable à un croissant épais formant les trois quarts inférieurs de la cavité. Celle-ci était complétée en haut par une production osseuse mobile, concave inférieurement, s'étendant jusqu'au fond de l'articulation, et ne tenant au reste de l'appareil que par les ligaments qui l'environnaient en entier. A la partie externe de cette production on en sentait une autre plus petite à travers les ligaments au milieu desquels elle s'était développée. Une lame cartilagineuse mince existait partout, excepté à la partie inférieure de la production et sur l'apophyse du fragment inférieur. Une membrane sans ouverture occupait l'intérieur de cet appareil. Cette membrane contenait une humeur limpide, visqueuse et filante comme du blanc d'œuf, très-propre à favoriser les mouvements des deux pièces. Le fragment supérieur se terminait par une espèce d'apophyse mastoïde fort lisse, qui finissait par une sorte de mamelon parfaitement poli.

Obs. — Pseudarthrose de l'avant-bras, tiers moyen. Le cal est volumineux ; celui du radius est surmonté d'une apophyse pyramidale de nouvelle formation, ayant un pouce et un quart de haut. Ces deux exostoses étaient réunies par un appareil ligamenteux très-fort, qui permettait cependant encore des mouvements de pronation et de supination. Sur la pièce on remarque que la masse ligamenteuse irrégulière est presque en totalité restée sur le cubitus. La partie la plus saillante était reçue dans une espèce de gouttière. Une cavité d'à peu près 3 lignes de diamètre s'articulait avec l'éminence. Une autre cavité plus petite correspondait à la saillie. Ces deux articulations avaient quelques fibres ligamenteuses autour d'elles. Leurs surfaces étaient très-propres à glisser les unes sur les autres, mais je n'ose pas dire qu'elles eussent un cartilage ; une vraie surface articulaire à cartilage et capsule bien prononcés correspondant à une autre surface de même nature, indiquent des fragments de la capsule déchirée. Il est hors de doute que, pendant la vie, une espèce de synoviale devait humecter ces surfaces, puisque la pronation, la supination s'exécutaient aussi facilement qu'à l'état normal. (Mémoire de Kuhnholtz.)

Obs. — Pseudarthrose du cubitus. Une coque osseuse s'est formée à l'extrémité inférieure du fragment supérieur, et le fragment inférieur est reçu dans cette coque. (*Bulletins de la Société anatomique*, année 1837.)

Obs. — Pseudarthrose du tiers inférieur de l'humérus. M. Lagout a vu les deux fragments recouverts de substance cartilagineuse. Une capsule fibreuse recouvrait les deux fragments, et une synoviale semblait même s'être formée. (*Idem*, année 1845.)

Obs. — Avant-bras, tiers inférieur. Il y a un chevauchement marqué. La préparation montre une légère trace de réunion osseuse. Il semble qu'à l'état frais les fragments devaient être réunis par une capsule et des surfaces articulaires. - Nota. Cette pièce, dont le dessin est reproduit dans l'ouvrage de Gurlt, est déposée au musée d'Edimbourg, sous le n° 66.

Obs. — Pseudarthrose de l'humérus, datant de six mois et demi. Le biceps, le nerf médian et les vaisseaux se trouvaient normalement sur le côté antéro-interne du bras. Le fragment inférieur chevauche un peu sur le supérieur, vers la partie interne, et lui est réuni par des parties fibreuses. Sur le côté externe du fragment supérieur s'étend vers l'inférieur une partie osseuse, large de 3 centimètres, réunie au fragment supérieur par un cal osseux, et en bas au fragment inférieur par une masse fibreuse lâche, de telle sorte qu'entre l'humérus et ce point osseux se trouve une ouverture par laquelle le biceps et le triceps peuvent être en rapport immédiat. Le nerf radial passe par cette ouverture.
Nota. Le dessin de cette pièce est donné par Gurlt. Il est reproduit d'après l'original appartenant au Musée de la clinique chirurgicale de Berlin.

Obs. — Humérus. Chevauchement des fragments, le supérieur en dedans de l'inférieur. Canal médullaire interrompu et fermé par une substance spongieuse et osseuse ; un petit calus arrondi entoure l'extrémité des fragments. Il y a une réunion fibreuse entre la face latérale du fragment supérieur et la surface de section de l'inférieur.
Nota. Dessinée d'après une pièce appartenant à la collection de Langenbeck. Dessin reproduit dans l'ouvrage de Gurlt.

Obs. — Humérus tiers supérieur. La fracture est oblique, la mobilité peu considérable, une capsule épaisse et rigide entoure les fragments. Les surfaces articulaires sont âpres et rugueuses. L'inférieure convexe et la supérieure concave et semi-lunaire. Une petite bande épaisse et arrondie relie ces deux surfaces (G.).

Obs. — A l'hôpital Saint-Thomas, South de Londres a vu une pseudarthrose de jambe. Le péroné n'était pas fracturé, mais il était considérablement augmenté d'épaisseur. Le tibia avait ses surfaces de section considérablement étendues, pour que la jambe puisse plus facilement soutenir le poids du corps (G.).

Obs. — Pseudarthrose de l'humérus. Le cartilage recouvre entièrement la surface d'un des fragments, et à la place de la substance spongieuse était une lame compacte (G.).

Obs. — Le fragment supérieur est garni d'une couche comme cartilagineuse. La pseudarthrose n'est pas constituée par les deux extrémités des fragments fracturés. Le fragment supérieur se trouve uni par une capsule fibreuse avec la partie supérieure du condyle externe de l'humérus, qui offre dans ce point une dépression correspondant à l'extrémité du fragment supérieur de l'humérus. Le fragment inférieur, très-court, est atrophié; il est situé en dedans de la fausse articulation, avec laquelle il est uni par une production fibro-celluleuse; il y a du cartilage sur les deux points en contact, et le canal médullaire est oblitéré par de la substance compacte sur le fragment supérieur. (*Gazette médicale*, 1850, p. 894.)

Obs. — J. Russell a vu du cartilage recouvrant les fragments d'une pseudarthrose du tibia, pour laquelle, à la suite d'accidents dus au traitement, il dut recourir à l'amputation (G.).

Obs. — Cruveilhier (*Essai sur l'Anatomie pathologique générale*, t. 1er, p. 374) a vu une capsule fibreuse très-résistante, unissant des surfaces articulaires planes, polies, recouvertes d'une couche mince de cartilages lubrifiés, par un liquide onctueux.

De l'ensemble des faits que nous venons de rapporter, il est facile de conclure à l'existence des diarthroses morbides. L'opinion de Boyer, niant l'existence de capsules des membranes synoviales de cartilage, n'est donc pas l'expression exacte de la vérité. Néanmoins, dans toutes les pseudarthroses du fémur que ce chirurgien a disséquées, il a toujours trouvé une masse fibreuse allant d'un fragment à l'autre. Ceux-ci étaient arrondis ou pointus, quelquefois la substance osseuse était altérée. Les os devenaient très-légers, dépourvus de substance spongieuse, réticulaire, et réduits à une lame compacte très-mince.

Amesbury est moins affirmatif que Boyer. Il suppose en effet que, dans le cas de grande mobilité, il y a entre les fragments une capsule artificielle contenant de la synovie ; mais, ajoute-t-il, « le fait aurait besoin de démonstration. »

A. Key a vu une véritable diarthrose morbide (Malgaigne).

M. A. Guérin prétend que, le plus souvent, les fragments sont unis par une lame de tissu fibreux permettant aux fragments des mouvements en sens contraire. Par suite du frottement, il croit qu'il peut se former entre eux une membrane synoviale comme dans une articulation normale.

Obs. — Pseudarthrose de l'humérus datant de quatre ans. Aucune trace de cal entre les fragments. Une grande partie des tissus voisins concourent à former une forte capsule autour de l'articulation. Elle est remplie de liquide synovial. Les extrémités des fragments sans aspérités et taillés obliquement sont cependant en rapport parfait. L'extrémité du fragment supérieur était légèrement concave et présentait en outre deux incurvations, avec filet saillant intermédiaire. L'inférieur était petit et reçu exactement dans les deux cavités où se passaient différents mouvements. La surface supérieure, non disposée pour les mouvements, n'était pas recouverte de cartilages, mais çà et là les os étaient libres. Un certain nombre de saillies, les unes grosses, les autres peu élevées, recouvertes par des cartilages, s'élevaient sur la surface du fragment supérieur. Sur les bords des os et dans la capsule on voyait de grosses excroissances de forme peu régulière et de constitution molle, ramifiées. Trente ou quarante corpuscules, de la grosseur d'un grain de milliet, ou de celle d'un grain d'orge, de forme arrondie et à surface lisse, étaient déliés dans la cavité. Leur dureté variait considérablement. Tantôt cartilagineux, tantôt se laissant traverser facilement par une aiguille, ils avaient dû être détachés par le frottement (G.).

Un fait analogue a été communiqué par Lenoir à la Société de chirurgie.

Obs. — Une femme mourut à la Salpêtrière. On constata la présence d'une pseudarthrose à l'avant-bras. A l'autopsie on trouva, dans l'intérieur de cette articulation anormale, plusieurs noyaux cartilagineux libres dans une cavité synoviale.

Ces deux exemples que nous venons de rapporter complètent encore l'analogie qui pouvait exister entre les articulations normales et les pseudarthroses. Ne voyons-nous pas, en effet, ces corps étrangers articulaires constituer assez souvent une des affections des articulations. Cette sorte de ressemblance pathologique ne nous permettrait-elle pas, jusqu'à un certain point, de conclure à la similitude de structure? L'opinion que les pseudarthroses peuvent quelquefois posséder les caractères des diarthroses normales parait donc fondée.

Des expériences faites sur les animaux ont contribué pour une large part à éclairer l'anatomie pathologique des pseudarthroses. Celles surtout de Willermé et de Breschet, en nous permettant de suivre pas à pas le travail morbide qui préside à leur formation, nous paraissent mériter d'être reproduites.

Ils produisirent des fractures sur des chiens, et au dix-huitième jour ils ont vu se former une cavité qu'ils croyaient pouvoir considérer comme celle d'une articulation accidentelle en voie de formation. Les parois étaient humides, d'une teinte rougeâtre plus ou moins vive, et présentant des bourgeons charnus. Ces parois étaient formées en allant de l'intérieur vers l'extérieur :

1° Par une substance molle, mince, tirant sur le rouge ;

2° Par un tissu blanc remarquable, presque cartilagineux, et n'existant que d'un seul côté ;

3° D'une substance de consistance et d'aspect fibreux, mais sans fibres distinctes, et passant graduellement vers l'extérieur à l'état de tissu cellulaire comme lardacé. Les bouts des fragments saillants un peu dans la cavité, avaient leurs surfaces presque entièrement libres d'adhérences, et partout elles étaient assez lisses, d'un brillant comme cartilagineux, sans que toutefois l'instrument pût faire reconnaître la lame la plus mince de cartilage. Toutes les fois que, après le vingt-septième jour, la cavité de la pseudarthrose a été trouvée, on a vu que l'intérieur de cette cavité avait perdu à la longue la couleur rosée qu'elle avait dans les commencements; elle devenait lisse et polie si la fracture datait de plusieurs mois. Alors on trouvait un liquide filant et visqueux, d'autant plus abondant qu'elle était plus ancienne. En même temps les surfaces articulaires devenaient d'un blanc d'opale ; elles offraient le glissant et le poli des cavités articulaires munies de membrane synoviale, contenaient évidemment des cartilages semblables aux cartilages diarthrodiaux en certains points, et une sorte de fibro-cartilage en certains autres. Ces expérimentateurs avaient indiqué cette analogie d'après une simple inspection à l'œil nu, sans s'aider du microscope. En quatre-vingt-cinq jours cet état peut être produit sur le chien. Le tissu qui formait alors les parois de la cavité était élastique, de consistance et de résistance fibreuse, et s'attachant autour des surfaces de la fracture, en se continuant avec les ossifications accidentelles qui entouraient les bouts des fragments, d'où l'on voit que sa disposition était en quelque sorte celle des capsules fibreuses articulaires. Quelquefois on a trouvé des faisceaux très-forts tendus sur un côté de la fausse articulation ; mais ordinairement on ne trouve au centre de celle-ci qu'un tissu cellulaire condensé et dépouillé de graisse. Les recherches de Villermé sur le développement de beaucoup de bourses muqueuses et capsules synoviales, doivent permettre de conclure que ce liquide onctueux et visqueux observé était de la synovie. Quelle que soit la disposition d'une pseudarthrose, Breschet a constaté que des vaisseaux nombreux, faciles à injecter dans les premiers temps, existaient, allant d'un fragment à l'autre sur les divers tissus de ces fausses articulations.

Sur neuf pseudarthroses, six fois Breschet a constaté la présence d'une cavité articulaire.

Ces expériences si remarquables, que nous empruntons à un article du *Dictionnaire de médecine en 30 volumes*, signalent une particularité intéressante, la présence de vaisseaux allant d'un fragment à l'autre dans les divers tissus de la pseudarthrose (t. XXVI).

N'y aurait-il pas lieu de rechercher jusqu'à quel point leur persistance est constante, et quelle est leur disposition ? Peut-être trouverait-on pour ce système vasculaire d'une articulation morbide plus d'un point qui le rapprocherait de celui des articulations normales.

L'impossibilité dans laquelle nous nous trouvons de nous livrer nous-même à des recherches sur ce point, bornent nécessairement notre rôle à celui de signaler ce détail anatomique à l'attention des observateurs. Ce fait une fois démontré constant, en dehors de l'intérêt purement scientifique qu'il présenterait, nous expliquerait quelques particularités de l'étude clinique des pseudarthroses. Les hémorrhagies qui accompagnent quelquefois l'application du séton, ou d'autres procédés où les parties molles sont lésées, les inflammations souvent funestes qui en résultent, trouveraient évidemment une raison d'être dans cette richesse vasculaire toute spéciale.

Chaussier réséqua la tête du fémur d'un chien, au-dessous des trochanters. La plaie fut abandonnée aux efforts de la nature, il observa alors que la tête de l'os s'était arrondie et encroûtée d'une substance cartilaginiforme. Le tissu cellulaire formait autour une sorte de capsule membraneuse, dans laquelle était un fluide plus ou moins séreux et abondant. (*Bulletin des sciences pour la Société philomatique*, an VIII, p. 97.)

Heine a fait des expériences de ce genre et est arrivé aux mêmes résultats (*Archives de médecine*, 1837).

Malgaigne rompit le radius et le cubitus d'un vieux chien, il en résulta une pseudarthrose dont il fit l'examen anatomique. Les capsules étaient fort épaisses, les bouts des fragments s'étaient recouverts d'une couche chagrinée blanche, molle, très-analogue aux cartilages articulaires privés de leur poli et passés à l'état fibreux.

Ainsi l'expérimentation sur les animaux nous montre encore les pseudarthroses pouvant revêtir les caractères des diarthroses. Un fait est acquis, c'est l'existence, dans ces diarthroses, d'une capsule avec synoviale et sécrétion d'un liquide visqueux. Que ce liquide diffère de la synovie par sa composition chimique, peu nous importe au point de vue clinique. Les fragments sont tapissés par une matière cartilagineuse. Peu nous importe encore que quelques caractères d'un ordre secondaire le différencient des vrais cartilages articulaires, ils n'en jouent pas moins le même rôle que ces derniers.

Béclard a vu les bouts de fragments diversement configurés devenir compactes et fermes comme après une amputation; ils sont recouverts d'une couche mince de cartilage imparfait ou fibreux, ils sont entourés d'une capsule fibreuse ordinairement incomplète, tapissée par un membrane synoviale et des cordons ligamenteux irréguliers (*Anatomie générale*, p. 493).

La pratique des résections des extrémités articulaires des membres nous offre plusieurs faits intéressants, qui pourront, je crois, ne pas être inutiles pour traiter la question qui nous occupe. Je suis loin de méconnaître tout ce qu'aurait d'inexact un rapprochement absolu entre les articulations morbides succédant aux fractures et celles créées dans un but thérapeutique. Le siége même de ces pseudarthroses diffère dans les deux cas; constant en effet dans un et toujours rapproché des extrémités articulaires, et variable dans l'autre suivant la cause productrice, mais le plus souvent siégeant sur la diaphyse, il paraît de prime abord exclure tout rapprochement. Cependant nous devons faire remarquer que, du moment qu'on admet que la nouvelle articulation produite après une résection ne puise pas les éléments de sa formation dans les débris de l'articulation à laquelle on la substitue, le rapprochement que nous cherchons à établir trouve en partie sa justification. Pour ces motifs, nous croyons ne pas forcer les règles de l'analogie en jugeant approximativement des unes d'après ce qui se passe dans les autres.

Wagner a vu, à la suite de résections articulaires, les surfaces osseuses polies, lisses, et recouvertes d'une substance comme cartilagineuse; il a vu aussi une couche épithéliale sur la surface interne de la capsule et constaté la présence d'un liquide ressemblant à de la synovie; il n'en différait que par une consistance un peu moindre.

M. Richet avait signalé dans son *mémoire sur les tumeurs blanches* la présence d'une lame fibro-cartilagineuse sur des extrémités osseuses que la suppuration avait dépouillées de leurs cartilages (1).

---

(1) Richet, *Mémoire de l'Académie impériale de médecine*, Paris 1853, in-4° avec planches.

M. Painetvin, à la thèse duquel nous empruntons les détails qui précèdent, rapporte deux faits qui semblent plaider énergiquement en faveur de l'opinion que des capsules avec synoviale et liquide synovial peuvent succéder à des résections. L'autopsie n'était pas faite ; on ne saurait néanmoins trop imiter la sage réserve avec laquelle il les rapporte.

Obs. — Homme de 45 ans. Résection du coude, grande mobilité dans la nouvelle articulation. Travail possible. Quelques années après l'opération, le coude est gonflé et distendu par du liquide. Ponction avec un petit trocart ; sortie d'un liquide séreux légèrement trouble, n'ayant pas cependant les caractères de la synovie ; un quart de litre à peu près est retiré pour la ponction.

Obs. —Résection du coude ; usage du membre quatre mois après ; depuis sa sortie de l'hôpital, l'opéré a vu se former à la partie postérieure du coude une tumeur molle, occasionnant d'abord de la gêne puis de la douleur ; il se forme une ouverture d'où s'écoule une eau rousse ; cette ouverture se ferme ; plus tard cette ouverture s'ouvre de nouveau ; nouvelle issue de liquide sans que jamais la moindre parcelle d'os ait été éliminée.

Dans ces deux cas, l'absence de douleur et de fragments osseux excluent, d'après M. Painetvin, le soupçon d'altération des parties molles ou de fragments de la pseudarthrose ; ne pourrait-on pas supposer, ajoute-t-il, que ce liquide fut produit dans une cavité articulaire de nouvelle formation ?

En traitant du pronostic des pseudarthroses, nous verrons en quoi les fonctions du membre qui en est affecté sont plus ou moins altérées. Nous avons en vue ici de donner quelques exemples des mouvements dont elles sont le siège et du mécanisme qui y préside.

Il est évident que la mobilité sera d'autant plus grande que l'espace entre les fragments sera plus considérable, que les parties intermédiaires seront moins épaisses et moins rigides.

Obs. — Un homme de 36 ans s'était fracturé à l'âge de 18 ans l'humérus à sa partie moyenne. Avant l'entière guérison de la fracture, le cal se rompit dans une chute ; dès lors aucun travail ne s'effectua et, chose remarquable, les fragments disparurent sans que de l'épaule au coude on pût constater un point par lequel se serait fait une exfoliation osseuse. Le bras s'est raccourci, l'avant-bras resta normal ; le membre ressemblait à un pendule quand le malade marchait, on pouvait le tordre comme une corde (*Boston medic. and surg. journal*, 1838, p. 368.)

Ce fait serait, d'après Malgaigne, unique dans la science, il montre combien la perte de substance entre les fragments peut influencer la mobilité de la pseudarthrose.

Amesbury a observé une pseudarthrose de l'humérus aussi mobile que l'articulation du coude.

Obs. — Pseudarthrose au tiers supérieur de l'humérus.
Lorsque le malade voulait se servir de son bras, il était obligé de fixer le fragment supérieur et d'appliquer le membre contre le tronc par la contraction des muscles pour transformer ce levier brisé en une seule pièce. Puis, les muscles de l'épaule se contractaient, et le membre était élevé par une sorte d'ascension en totalité.

Il est aisé de concevoir que, lorsque les fragments sont rapprochés, les mouvements peuvent être bornés. Leur étendue et leur direction varient surtout suivant la forme des surfaces articulaires. Quelquefois même, celles-ci peuvent se rapprocher de celles d'une articulation normale voisine, au point que les fonctions du membre soient à peine altérées.

Obs. — Fracture de l'avant-bras transversale à quatre travers de doigt du corps ; refus de traitement ; le malade s'habitue à fléchir le membre au niveau de la fracture. Il vécut longtemps, remuant sa main et fléchissant l'os du coude en deux endroits sans douleur ni incommodité. A l'autopsie, on constata que dans le sens de la flexion du coude, il y a dans les extrémités de chaque os une tête ronde et du côté du carpe, deux cavités assez profondes pour recevoir les têtes de chaque os. Avec cela on voit que le périoste qui avait été déchiré dans la fracture est devenu tout autour beaucoup plus épais, en sorte qu'il servait comme de ligament pour affermir l'articulation. Enfin, on remarque que les bords de ces cavités sont bien moins relevées par devant que par derrière, ce qui produit deux effets considérables, car d'un côté il y avait par ce moyen assez de jeu pour un médiocre mouvement de flexion et de l'autre cela empêchait la trop grande extension du bras en cet endroit à peu près de la même manière qu'on l'observe dans la fléchissure du coude. (Boyer, *Maladies chirurgicales.*)

Il est bien difficile de ne pas reconnaître dans cette description quelques-uns des caractères anatomiques de l'articulation du coude.

Les mouvements qu'exécutait cette pseudarthrose étaient d'ailleurs en harmonie avec la conformation des surfaces articulaires. Fabrice de Hilden rapporte un fait semblable dans la quatre-vingt-onzième observation de la troisième centurie.

Mais ce sont là des faits exceptionnels, et si quelquefois la nature a suppléé à tout ce qu'avait d'imparfait pour exécuter les mouvements du membre une pseudarthrose siégant sur lui, il n'en reste pas moins établi que le plus souvent les mouvements de ces articulations anormales sont subordonnés à un grand nombre de conditions dépendant toutes de la structure de la fausse articulation.

Le siége même de la lésion a une certaine importance au point de vue des mouvements du membre. Si elle siége près des extrémités articulaires, la nouvelle articulation revêt quelques-uns des caractères principaux de l'articulation normale voisine, et les mouvements qu'elle exécute se rapprochent beaucoup de ceux de l'articulation anormale à laquelle elle semble suppléer.

Nous ne citerons comme exemple que les fractures du col du fémur ou du col de l'humérus. Si nous recherchons la cause de cette particularité dans la structure de ces pseudarthroses des extrémités articulaires, peut-être la trouverons-nous exprimée d'une manière générale dans le passage suivant emprunté à l'Anatomie pathologique d'Andral.

« Le tissu cellulaire devient-il du tissu séreux uniquement parce qu'il est soumis à une compression insolite résultant des mouvements imprimés aux fragments et du frottement qui en est la conséquence? Je ne pense pas que, dans cette explication, puissent rentrer tous les faits observés jusqu'à présent. Il me semble plus conforme à la vérité de ne regarder ici la cause mécanique que comme secondaire et de ne voir dans ces faits que l'accomplissement d'une grande loi des corps organisés, en vertu de laquelle *la modification de la structure suit nécessairement la modification de ses fonctions.* »

ÉTIOLOGIE

—

Les causes invoquées pour expliquer les non-consolidations des fractures sont nombreuses. La plupart d'entre elles bornent leur action à empêcher pour un temps plus ou moins long la consolidation, mais non d'une manière définitive. Elles ne produisent pas en effet directement une pseudarthrose. Cependant, en produisant une mobilité persistante dans le foyer de la fracture, elles contribuent pour une large part à la formation de cette disposition anatomiqne des parties que nous avons vu constituer les pseudarthroses. A ce titre elles méritent donc d'être étudiées dans cette partie de notre travail. A l'exemple de Malgaigne (1), nous diviserons les causes produisant les pseudarthroses en deux classes :

1° Causes générales;

2° Causes locales.

Avant d'aborder l'étude de chacune de ces causes, il ne sera pas sans intérêt d'examiner la valeur des considérations étiologiques tirées soit de la fréquence de ces lésions envisagées au point de vue général de la fréquence, soit relativement à l'âge, au sexe ou au siége.

A. *Fréquence en général.* — Il est remarquable combien se présentent rarement des cas de pseudarthrose dans nos hôpitaux de Paris, où sont cependant traitées un grand nombre de fractures. Nos souvenirs cliniques ne nous permettent d'en constater que deux, et tous les deux venaient du dehors.

M. Bleu (thèse de Paris, 1848), dans le cours de ses études, n'a

---

(1) Malgaigne, *Traité des fractures,* Paris 1847.

observé que quatre ou cinq fausses articulations, et encore venaient-elles de la consultation de l'hôpital.

Durant sa longue pratique, Malgaigne n'a vu que onze exemples de non-consolidation. Aucune fracture dont il dirigea le traitement n'a eu cette terminaison fâcheuse.

De cette rareté des pseudarthroses dans nos hôpitaux où les fractures sont de la part de nos maîtres l'objet de soins aussi éclairés que constants, ne pourrait-on pas conclure *a priori* à la puissance comme cause productrice de pseudarthrose d'une cause fréquente à laquelle Malgaigne attribue la plus grande part dans ces terminaisons fâcheuses, je veux parler des fautes ou négligences dans le traitement.

Sans nier que des causes inconnues puissent, malgré le traitement le plus rationnel, produire une pseudarthrose, nous ferons néanmoins remarquer que les mêmes conditions qui peuvent avoir de l'influence sur la consolidation des fractures affectent également les malades du dehors et ceux traités dans les hôpitaux. Comment donc s'expliquer autrement que nous le faisons cette prédilection manifeste pour les malades soumis à un traitement à domicile?

Walker d'Oxford a traité un millier de fractures ; sur ce nombre il eut six ou huit pseudarthroses.

Syme, pendant une pratique de vingt-cinq années, n'en a vu aucune à l'hôpital de Pensylvanie. A Philadelphie, de 1830 à 1839, on a traité 946 fractures : jamais la consolidation n'a manqué.

A l'Hôpital général de Massachussets, de 1821 à 1840, on n'a observé qu'une seule pseudarthrose.

A l'hôpital de Midlesex, à Londres, sur 4,000 fractures traitées en dix ans, on n'a observé que cinq ou six terminaisons par pseudarthrose.

Liston n'a eu, dans sa carrière chirurgicale, qu'à déplorer une seule fois cet accident.

Stephen Hammick n'a vu que trois pseudarthroses à l'hôpital de Plymouth.

De 1840 à 1849 Norris observa 1249 fractures; sur ce nombre, 5 fois seulement la consolidation fit défaut.

Stanley (*Dublin medical Press*, année 1854) rapporte que, dans une période de seize années, parmi le grand nombre de fractures qu'il a observées à l'hôpital Barthélemy, à Londres, il ne vit aucune fracture guérir avec formation de pseudarthrose. Toutes celles qu'il a vues venaient du dehors de l'hôpital.

Amesbury est loin de considérer ces lésions comme rares. Il en a observé 56 exemples; aussi a-t-il soin de nous prévenir que ce n'était pas lui qui avait traité les fractures qui s'étaient guéries ainsi. Deux ans plus tard ce chiffre de 56 était porté à 90.

En somme, nous voyons d'après ces résultats que sur 6,995 frac tures on trouve 19 pseudarthroses, c'est-à-dire 1 pseudarthrose pour 300 environ. Telle est la proportion qui permet de conclure à la rareté de cette affection comparativement au grand nombre de fractures observées journellement.

B. *Sexe.* — Les hommes prédisposés aux fractures sont par cela même plus sujets aux pseudarthroses.

Norris établit la proportion suivante: 18 femmes et 127 hommes. Malgaigne sur les 11 cas observés par lui, compte 10 hommes; le onzième était une petite fille de 3 ans, portant une pseudarthrose du fémur consécutive à une affection de l'os (ostéomalacie).

Le douzième était un jeune homme blessé d'un coup de feu à l'humérus. Les tableaux de Gurlt nous donnent les chiffres suivants : 478 où le sexe est désigné ou non désigné, 363 hommes, 59 femmes et 56 sexe inconnu.

Le sexe masculin est donc prédisposé aux pseudarthroses, et Boyer était dans l'erreur en attribuant au sexe féminin une prédisposition qui n'existe pas. La raison qu'il en donnait était que la période de cessation des règles chez la femme rendait plus lente la forma- tion du cal, et que la fracture se ressentait du trouble que les autres fonctions subissaient alors. (Boyer, *Maladies chirurgicales*, t. III, p. 84.)

C. *Age.* — L'âge du sujet a une certaine influence sur la formation du cal dans les fractures, il était donc naturel de supposer qu'il se ferait également sentir sur la formation des pseudarthroses.

La structure du tissu osseux chez les vieillards, l'assoupissement de toutes les fonctions sembleraient, tout en rendant les fractures plus fréquentes, retarder aussi leur consolidation. Néanmoins et malgré les faits contraires à cette opinion, rapportée par André Bonn (thèse de Bérard), nous croyons que l'âge avancé du sujet n'implique pas ordinairement une terminaison nécessaire par formation de pseudarthrose. Nous faisons évidemment des réserves pour le cas où en même temps que l'âge avancé du sujet, celui-ci est sous le coup de causes débilitantes suffisantes à elles seules pour produire cette lésion.

Obs. -- Une femme âgée de 89 ans se fracture le fémur à sa partie moyenne ; guérison en quarante-quatre jours ; marche possible (*Lancet*, p. 619, 1842-43).
Femme de 90 ans ; fracture de l'humérus guérie en cinq semaines (G.).
Femme de 84 ans ; fracture de jambe au tiers inférieur guérie en sept semaines (*Lancet*, 1859, p. 412).
Une femme de 87 ans se fracture l'humérus ; délire ; déplacement des pièces du pansement ; guérison en six semaines (G.).
Un vieillard de 90 ans se fracture l'humérus, il guérit en six semaines.
Une femme de 80 ans succomba le quatre-vingt-quatrième jour d'une fracture du fémur. A l'autopsie, on trouve un cal volumineux qui entourait les fragments (Norris).

Ces exemples que nous venons de citer nous montrent que chez des sujets ayant dépassé la quatre-vingtième année, la consolidation s'est toujours opérée à la septième semaine au plus tard.

Nous devons à Malgaigne le tableau suivant :

Age des sujets.	Pseudarthroses observées.
Au-dessous de 5 ans	1
De 5 à 10 ans	2
De 10 à 15 ans	3
De 15 à 20 ans	3
De 20 à 30 ans	50
De 30 à 40 ans	19
De 40 à 50 ans	14
De 50 à 60 ans	6
De 60 à 70 ans	3
Au-dessus de 70 ans	2
Total	104

Il en résulte, dit il, que, d'après l'opinion vulgaire et en faisant état du chiffre proportionnel des fonctions dans les différents âges, c'est la vieillesse qui offre le moins d'exemples de non-réunion, et l'âge de 20 à 30 qui s'y expose le plus.

Gurlt (de Berlin) a trouvé les résultats suivants :

1 an	1
1 à 10 ans	15
11 à 20 ans	36
21 à 30 ans	128
31 à 40 ans	73
41 à 50 ans	43
51 à 60 ans	27
61 à 70 ans	9
71 à 80 ans	9
Total	335

Ces résultats confirment ceux de Malgaigne, et nous nous croyons autorisé à conclure : 1° que la vieillesse n'est pas une cause prédisposante de pseudarthrose ; 2° que la période de la vie où elles se montrent les plus fréquentes est comprise entre la trentième et la vingtième année.

Si nous remarquons que c'est précisément la période de la vie où le tissu osseux éprouve des modifications particulières (réunion des épiphyses), que c'est aussi le moment où les diathèses (tubercules, syphilis, scrofules) exercent leur plus grande influence, que les maladies dont l'action fâcheuse sur la consolidation des fonctions est incontestable, se produisent à ce moment (fièvre typhoïde), nous ne serons pas surpris de ce triste apanage de l'âge adulte.

D. *Siége*. — Norris dans son mémoire sur les pseudarthroses (*American Journal*, 1842), répartit ainsi celles qu'il a pu trouver avec désignation précise du siége :

Humérus, 48; fémur, 48; avant-bras, 19; jambes 33.

Sur les 11 cas observés par Malgaigne :

4 pour l'humérus, 1 fémur, avant-bras 2, jambe 1.

Les relevés statistiques d'Howis donneraient d'après Bleu (thèse citée, Paris, 1848), la plus grande fréquence à l'humérus et au fémur.

Vidal (de Cassis) prétend que l'humérus est le siége de prédilection des pseudarthroses.

Mannoury et Thore (*Gazette médicale*, 1842, p. 408) prétendent au contraire que les pseudarthroses du bras sont moins fréquentes que celles de l'humérus à cause de la vitalité plus considérable de l'os, le vaisseau nourricier de l'humérus étant proportionnellement plus volumineux que celui du fémur. Nous accepterions volontiers cette explication s'il était démontré que la consolidation dépend uniquement de la plus ou moins grande quantité de sang que reçoit l'os fracturé.

Parmi les observations rapportées par Gurlt nous voyons les pseudarthroses ainsi réparties :

Bras, 165; avant-bras, 50; cuisse, 132; jambe, 131.

L'humérus d'abord et le fémur ensuite sont donc les os où on observe le plus souvent les pseudarthroses. Ce sont précisément dans les fractures de cuisse et de bras que l'immobilisation des fragments est le plus difficile à obtenir, où les appareils sont le plus souvent

en défaut. On voit donc avec quelle juste raison on attribue à la
mobilité des fragments une action fâcheuse sur la consolidation.

Le tableau suivant résume les considérations générales que nous
venons d'exposer, il est dû à Gurlt (de Berlin).

PSEUDARTHROSES SIÉGEANT SUR

AGE.	BRAS. — Sexe. M.	BRAS. — Sexe. F.	BRAS. — Sexe inconnu et sans renseign.	AVANT-BRAS. — Sexe. M.	AVANT-BRAS. — Sexe. F.	AVANT-BRAS. — Sexe inconnu et sans renseign.	CUISSE — Sexe. M.	CUISSE — Sexe. F.	CUISSE — Sexe inconnu et sans renseign.	JAMBE. — Sexe. M.	JAMBE. — Sexe. F.	JAMBE. — Sexe inconnu et sans renseign.	TOTAL. — Sexe. M.	TOTAL. — Sexe. F.	TOTAL. — Sexe inconnu et sans renseign.
1 an.........										1			1		
1 à 10 ans....	3	2					3			5	2		11	4	
11 à 20 ans....	9	1		3	3		12			6	2		30	6	
21 à 30 ans....	42	4		11	7		29	2		29	4		111	17	
31 à 40 ans...	23	3		8			18	3		15	3		64	9	
41 à 50 ans....	12	4		2			13			11	1		38	5	
51 à 60 ans....	6	1		2			13			4	1		25	2	
61 à 70 ans....	2						4			3			9		
71 à 80 ans....					1		1			1			2	1	
Désignés sous le nom d'adultes.	28	6		7	2		17	3		20	4		72	15	
Total.....	125	21	19	33	13	4	110	8	14	95	17	19	363	59	56
Total général..	165			50			132			131			478		

M. Guéretin a cru pouvoir de la direction des conduits nourri-
ciers des os tirer des conclusions d'un grand intérêt concernant la
consolidation des fractures et les pseudarthroses. Appliquant aux
fractures la loi physiologique de A. Bérard sur la réuuion des épiphyses des os longs, il s'est demandé si le cal osseux ne manquerait
pas plus souvent dans les fractures situées du côté opposé à la direction du conduit nourricier. Les résultats ont été consignés dans *la
Presse médicale.*

Sur 9 pseudarthroses de l'humérus, 5 fois la pseudarthrose siége
dans la moitié supérieure et 4 fois dans l'inférieure.

Le conduit nourricier de l'humérus est dirigé de bas en haut

Pour l'avant-bras, sur 8 pseudarthroses, 1 siége à la partie supérieure et 7 dans la partie inférieure.

Le conduit nourricier des deux os de l'avant-bras est dirigé de bas en haut.

Ses recherches pour le fémur et la jambe sont aussi concluantes en faveur de son opinion.

En somme, sur 35 cas, 10 fois elles siégeaient dans la région vers laquelle se dirigeait le conduit nourricier et 25 fois dans la région opposée.

Norris, reprenant la vérification de cette particularité que M. Guérelin avait signalée, a obtenu des résultats contraires ; 41 pseudarthroses examinées, 27 étaient dans la direction du conduit et 14 seulement dans une direction opposée.

Malgaigne, sur 76 pseudarthroses, en trouve 37 d'un côté et 39 de l'autre. Une répartition aussi égale n'autorise aucune conclusion.

D'après nos propres recherches, nous avons été conduit à dresser le tableau suivant :

Humérus. 76 pseudarthroses ; tiers sup., 28 ; tiers moyen, 34 ; tiers infér., 24,
Fémur... 59   —   —   15   —   27   —

Pour l'humérus, les résultats sont contraires aux prévisions de M. Guérelin. Pour le fémur, la différence de 15 à 17 est trop faible pour avoir une certaine valeur. Nous sommes donc conduit à conclure que les résultats obtenus par M. Guérelin sur un petit nombre de faits, 35, ne sont nullement vérifiés par les résultats obtenus en analysant un grand nombre, 135.

CHAPITRE PREMIER

CAUSES GÉNÉRALES.

Ces causes sont nombreuses. Nous étudierons successivement l'influence de la syphilis : grossesse, allaitement, maladies du sang, ramollissement du cal, rachitisme, ostéomalacie, cancer, causes inconnues.

A. *Syphilis.* — Rien n'est moins précis que l'opinion des auteurs sur la valeur de cette cause. Les faits invoqués sont nombreux ; nous résumons les principaux, pour juger des assertions aussi contradictoires.

Malgaigne rapporte que Sanson a vu guérir, sous l'influence du traitement antisyphilitique, des fractures qui avaient résisté, l'une 8 mois, l'autre 18. Le malade était sous le coup d'une syphilis constitutionnelle.

Beulac et Coudic ont vu des cas semblables.

OBS. — Fracture de jambe non consolidée neuf semaines après ; affections syphilitiques ; traitement mercuriel ; guérison de la fracture (Nicod, *Recueil de la Société de médecine*, t. XXXI, p. 305).

OBS. — Homme âgé de 48 ans. Fracture de l'avant-bras ; éruption syphilitique ; traitement mercuriel ; au quatre-vingt-troisième jour de la fracture la consolidation n'était pas obtenue (Norris, mém. cité).

OBS. — Soldat robuste, âgé de 47 ans. Fracture transversale du fémur au tiers inférieur. Malgré les soins les plus éclairés, la consolidation ne se fit pas. Sept ns auparavant le malade avait eu la syphilis. Traitement mercuriel ; guérison aenix semaines. (*Gazette des hôpitaux*, 1342, p. 79.)

OBS. — Fracture de jambe chez un sujet de 22 ans ayant des syphilides et une ulcération spécifique à la jambe gauche. Traitement antisyphilitique. La consolidation ne s'effectue pas. Des complications surviennent et nécessitent l'amputation. (*London medic. Gazette*, année 1840.)

Lagneau (*Maladie vénérienne*, t. II, p. 395) s'exprime ainsi au sujet de cette action de la syphilis : « Le même inconvénient qu'on attribue au virus cancéreux et scorbutique ne peut pas être attribué au virus syphilitique, et je crois qu'aucun auteur n'a recueilli d'observations qui puissent faire douter de son peu d'influence sur la marche des fractures. Un seul fait, rapporté par le professeur Lebert, de Vienne, et consigné dans l'ouvrage de Swiedaur, n'est pas suffisant pour me faire changer d'opinion à cet égard. J'ai, au contraire, de nombreux exemples de fractures consolidées très-promptement, malgré l'existence de syphilis constitutionnelle. »

Oppenheim professe aussi la même opinion.

Benj. Bell a vu un cas de consolidation, malgré une syphylis confirmée (Gurlt).

Obs. — Jeune homme de 28 ans. Fracture de jambe non consolidée depuis quatre-vingt-deux jours. Traitement mercuriel pendant trente-deux jours; guérison ; le malade avait la syphilis.

Une autre fracture de jambe n'étant pas consolidée, la syphilis n'était pas douteuse. Traitement mercuriel et guérison en trois mois (G.).

Pauli, à Landau, a vu un sujet ayant des accidents secondaires guérir d'une fracture de cuisse dans les délais ordinaires. La constitution du malade était vigoureuse.

Sigmund, à Vienne, a vu six fractures survenant chez des sujets soumis aux frictions mercurielles. Malgré la syphilis dont ils étaient affectés aucun retard ne fut apporté à la consolidation. Le traitement mercuriel n'avait pas été un seul instant interrompu.

Breschet rapporte un cas très-intéressant :

Obs. Le sujet avait une syphilis constitutionnelle; les urines laissaient déposer une grande quantité de sels calcaires. Par l'action musculaire seule il se fractura plusieurs fois, étant couché, les cuisses et les bras. Traitement antisyphilitique. La fragilité des os disparaît. Consolidation des fractures (article *Pseudarthrose*, t. XXVI, du *Dictionnaire* en 30 volumes).

On peut voir par ces observations que la syphilis est généralement sans action sur la consolidation des fractures. Nous devons néanmoins ne pas oublier que le traitement antisyphilitique a précédé la guérison de la fracture. La cause de la non-consolidation étant ainsi combattue par un traitement aussi efficace que le traitement antisyphilitique, on s'expliquerait très-bien que son influence comme cause retardatrice et même d'empêchement absolu fût ainsi neutralisée par ce traitement. Ceci nous amène à nous occuper d'une prétendue action dissolvante sur le cal, que certains auteurs ont voulu attribuer au mercure.

Ricord (*Bulletin de thérapeutique*, t. XXIII, p. 304) combat cette opinion et rapporte le fait suivant :

Obs. Homme âgé de 60 ans, faible. Fracture de clavicule; syphilis invétérées. traitement par le proto-iodure de mercure pendant vingt jours ; consolidation.

Les exemples sont nombreux où non-seulement le mercure n'a pas empêché la consolidation, mais il l'a encore produite en combattant l'action du virus syphilitique, dont l'influence, quoique rare, n'en ressort pas moins cependant de quelques faits exceptionnels.

Mais comment agit cette cause? On comprend combien il serait prétentieux à nous de vouloir en expliquer le mécanisme. Le fait que nous empruntons à la clinique de Robert jettera peut-être quelques lumières sur ce sujet.

Obs. — Homme de 50 ans. Fracture consolidée quoique survenue spontanément. C'est un exemple remarquable de fractures qui souvent ne se consolident pas. Cet homme jouit d'une constitution vigoureuse, son régime hygiénique bon, sa constitution n'est altérée que par une maladie vénérienne remontant à sa vingtième année. Depuis cette époque il n'a jamais vu d'éruptions syphilitiques. Il y a deux ans, il éprouva des douleurs erratiques dans les membres inférieurs. Il fut traité comme rhumatisant sans résultat aucun. Douleurs persistant dix-huit mois avec intensité variable sans jamais disparaître. En descendant l'escalier de sa maison il eut un craquement dans la cuisse droite et tomba sans pouvoir se relever. Appareil de Scultet; iodure de potassium; consolidation au bout d'un mois.

Cette fracture spontanée est évidemment le résultat d'une altération osseuse locale. Cette altération n'a dû être que temporaire, puisque la fracture a pu se consolider. Or, la syphilis est seule capable de tels effets et le malade a eu la syphilis. Nous sommes donc en droit de conclure que cette fracture spontanée était le résultat d'une lésion osseuse du femur, produite elle-même par la cachexie syphilitique.

L'examen du tissu osseux seul peut confirmer l'opinion de l'éminent chirurgien, dont nous venons de reproduire les conclusions. Ne connaissant aucun exemple où cette altération osseuse ait été constatée *de visu*, je crois devoir m'abstenir de l'admettre comme cause de pseudarthroses. Cependant cette explication me paraît des plus rationnelles, vu les altérations osseuses localisées qui forment si souvent le cortége de la syphilis à sa période tertiaire. Il faut cependant rappeler que dans quelques circonstances, des fractures survenues au niveau d'exostoses n'ont nullement été modifiées par ces lésions, dues pourtant à une affection syphilitique. Les tableaux de Gurlt en contiennent deux exemples.

B. *Grossesse, allaitement.* — L'état dans lequel se trouve l'économie chez la femme enceinte et pendant l'allaitement a souvent empêché la consolidation des fractures. Leur influence n'est pas douteuse dans certains cas, puisque nous voyons la consolidation succéder à l'accouchement ou à la suppression de l'allaitement.

Obs. — Une jeune femme forte se fracture la cuisse au troisième mois de la grossesse : deux mois après il n'y a aucune trace de cal. Malgré les traitements les mieux employés au huitième mois la fracture n'était pas consolidée quand elle accoucha ; le cal se forme alors; 10 jours après la mobilité a disparu, et trois semaines plus tard la marche est possible avec des béquilles. (G.)

Obs. — Une femme âgée de 36 ans, enceinte de huit mois, se fracture l'humérus ; trois mois après l'accouchement la fracture se consolide. (G.)

Obs. — Femme enceinte depuis 3 mois, fracture de l'avant-bras; la consolidation n'apparaît qu'un mois après l'accouchement. (G.)
Fabrice de Hilden a vu une femme enceinte de 7 mois qui se fractura la jambe ; la fracture était compliquée ; la consolidation se produit 30 semaines après l'accident.
Une autre fois c'était une femme âgée de 40 ans, qui se présenta à lui ayant une fracture du tibia. Elle ignorait sa grossesse. Accouchée 7 mois après, la fracture se consolida en 40 jours.

Obs. — Fracture du tibia au deuxième mois de la grossesse; 7 mois après accouchement. On ne peut constater aucune trace de consolidation, cette femme était faible et épuisée. Après l'accouchement, ses forces reparaissent, et la consolidation s'effectue en neuf semaines.
Bérard à qui nous empruntons cette observation fait remarquer que trois mois avant la conception cette malade avait été guérie rapidement d'une fracture de cuisse, ce qui exclut toute supposition de cause diathésique ayant pu empêcher la consolidation; c'est donc à la grossesse qu'était dû le retard.

S. Cooper rapporte un cas de fracture du radius dont le cal formé pendant la grossesse ne prit de solidité qu'après l'accouchement.

Cállisen avait souvent observé que les fratures se consolidaient plus lentement quand la femme était enceinte.

Obs. — Fracture de cuisse. 8 semaines après l'accident il n'y a aucune consolidation, cependant un cal volumineux est senti à travers les masses musculaires. 20 semaines après l'accident la malade peut marcher.

Ainsi, dans quelques cas, le cal peut se former pendant la grossesse et la consolidation n'apparaître qu'après l'accouchement.

Les faits rapportés à l'appui de l'opinion qui n'attribue aucune influence à l'état de gestation sur la marche des fractures, ne sont pas très-rares.

Sur les 56 pseudarthroses observées par Amesbury, deux seulement étaient sur des femmes enceintes. Il se refuse à reconnaître cette cause.

Obs. — Lawrence n'est pas moins affirmatif (G.), il n'a jamais vu la grossesse retarder la consolidation.

Leveillé rapporte un exemple où la consolidation se fit dans les délais ordinaires (*Nouvelle doctrine chirurgicale*).

Obs. — Latta a observé 4 fractures pendant la gestation. Une au quatrième mois, les autres au cinquième, sixième, septième mois. Deux siégeaient sur le fémur et étaient transversales, une sur le tibia et l'autre sur l'avant-bras. Six semaines suffirent pour la consolidation. (G.)

Obs. — Une femme se fracture l'humérus au sixième mois de la grossesse ; cinq semaines amènent la consolidation, à la dixième elle pouvait soulever un fardeau. (G.)

Liston n'attribue aucune influence à cet état.

D'après Gurlt, 19 fractures examinées sur des femmes enceintes ne donnèrent lieu à aucune observation particulière dans la marche de la consolidation.

Obs.— Femme de 30 ans, enceinte de sept mois ; fracture du radius, consolidation en l'espace d'un mois. (G.)

Femme de 22 ans enceinte de plusieurs mois, fracture de jambe, comminutive et très-grave ; guérison en 15 semaines.

Femme enceinte de 4 mois, fracture du tibia, guérison en six semaines ; fracture compliquée à la jambe, huitième mois de la grossesse; guérison en cinq semaines.

Franke a vu une fracture de rotule chez une femme enceinte de cinq mois guérie en six semaines. Il a vu également des fractures de jambe et de côte guéries en trois mois : les femmes étaient au sixième mois de la grossesse. (G.)

Breschet n'a jamais constaté parmi les fractures observées sur des femmes enceintes le moindre retard dans la consolidation.

Avec Malgaigne nous dirons donc, que si l'état de grossesse n'est pas un obstacle à la consolidation dans la plupart des cas, il n'en est pas moins digne d'être pris en sérieuse considération. Parmi les faits que nous avons rapportés, celui d'Alanson nous paraît des plus concluants.

Norris explique le mode d'action de cette cause par la débilité qu'entraine souvent la grossesse. Boyer pense que cette débilité est surtout occasionnée par la sécrétion plus grande pendant la grossesse du mucus des organes génitaux.

Jollans (thèse de Paris, 1853) croit pouvoir attribuer cette triste prérogative des femmes enceintes à l'état de faiblesse et de débilité qui survient parfois sous l'influence de vomissements opiniâtres; de la chloro-anémie qui si souvent accompagne l'état puerpéral.

Ces diverses explications nous paraissent fondées ; cependant, reconnaissons que souvent cette faiblesse de la constitution n'existe pas, et néanmoins la non-consolidation s'observe ; faut-il dans ces cas reconnaître une cause qui nous échappe ? Résiderait-elle dans une modification de la circulation ou une altération du liquide plastique réparateur ? Les deux cas de formation de cal sans consolidation de celui-ci sembleraient plaider en faveur de cette opinion que nous ne donnons qu'avec la plus grande réserve.

L'allaitement paraît aussi dans certaines circonstances avoir retardé la consolidation des fractures.

Obs. — Fracture de l'humérus au dernier mois de la grossesse ; les forces sont épuisées... La femme nourrit son enfant, ce qui augmente encore sa débilité. L'enfant fut sevré deux mois après, et la fracture se consolida. (G.)

Obs. — Femme âgée de 25 ans, accouchée depuis 4 mois, nourrissant son enfant. Fracture de jambe au tiers inférieur. La consolidation fut complète en deux mois ; la femme n'a jamais cessé l'allaitement.

Obs. — Une jeune femme de 22 ans se fractura la cuisse 18 jours avant d'accoucher. Elle accoucha, nourrit son enfant, et malgré cela la consolidation s'effectua en 40 jours.

Dans les cas où à l'allaitement se joignait une cause débilitante quelconque, les auteurs signalent un temps d'arrêt dans la consolidation. Rien de semblable ne s'est passé quand l'allaitement se faisait dans des conditions de santé ordinaires. Il résulterait d'après ce que nous avons appris de l'allaitement et de la grossesse, que ce n'est que lorsque l'accomplissement de cet acte physiologique coïncide avec un état maladif de l'économie que les fractures peuvent en ressentir de l'influence.

C. Maladies du sang.

Sous cette dénomination générale, nous avons pour but d'étudier l'influence sur la consolidation des fractures : 1° du régime alimentaire, 2° de l'anémie, 3° du scorbut, 4° des fièvres graves. Elle nous paraît justifiée par l'état même du sang dans ces diverses conditions.

1° Régime alimentaire.

Obs. — Un homme de 35 ans était guéri depuis 9 ans d'une fracture du tibia. Au niveau de la fracture il ressentait au moment de l'accident de vives douleurs. Un traitement antiphlogistique énergique fut employé, plusieurs livres de sang furent retirées et la consolidation s'effectua néanmoins en l'espace de six semaines. Pendant toute la durée du traitement un régime animal avait été prescrit. (G.)

Obs. Une femme de 32 ans, très-affaiblie par un grand nombre de couches, se fracture l'humérus. Elle était réduite à une mauvaise alimentation. Six semaines après l'accident aucune consolidation n'était produite. Elle part pour son pays, sa condition s'améliore, la nourriture devient plus substantielle, et la guérison s'effectue.

Noël (*Prix de l'Académie de chirurgie*, t. V, p. 45), a vu la consolidation retardée de huit mois chez une jeune fille de 18 ans, d'une constitution robuste.

Les parents l'avaient réduite à un régime de 6 onces de pain par jour. Six semaines d'un bonne alimentation suffirent pour produire un cal des plus solides.

Brodie rapporte un fait des plus singuliers (*London medic. Gazette*, 1834, p. 57).

Obs. — Une personne d'un embonpoint considérable avait pour se faire maigrir réduit son régime auparavant peu modéré. Elle suivait ce traitement depuis six mois, quand elle se fracture l'humerus. Plusieurs mois après, aucune consolidation ne s'était faite; il a observé un cas semblable chez un homme.

2° *Anémie.* — Les pertes du sang trop considérables en produisant l'anémie peuvent retarder la consolidation des fractures. Cependant on ne doit pas leur attribuer une importance qui pourrait quelquefois empêcher de remplir quelques indications particulières que réclament certaines fractures. Leur influence n'est réellement constatée que quand se sont constitués les symptômes qui caractérisent l'anémie comme affection spéciale et nettement définie.

Norris a vu pratiquer une saignée de 192 onces chez un jeune homme qui avait une fracture de cuisse. La guérison eut lieu en 24 semaines.

Chez un autre, une fracture de jambe existait en même temps qu'une complication du côté de la région thoracique ; on fit une saignée suivie de plusieurs autres ; on retira en somme 90 onces de sang. La guérison fut rapide.

La saignée répétée jusqu'à dix fois pendant le traitement d'une fracture, n'influença en rien la consolidation (Bleu, thèse citée).

3° *Scorbut.* — C'est la cause de non-consolidation la moins contestable et la plus universellement reconnue.

Lind nous rapporte, que souvent, en remuant les individus parvenus à un degré avancé du scorbut, on sent le cliquetis osseux d'une épiphyse détachée du reste de l'os. Quand les malades respirent (Grisolle, *Pathol. interne*), on entend un petit bruit sourd produit par le frottement des côtes ou des cartilages costaux désunis. Le moindre effort suffit pour rompre un cal dans sa continuité ou bien au niveau d'une ancienne fracture consolidée.

Obs. — Un vieillard scorbutique succombe à Bicêtre, au quatre-vingt-quinzième jour d'une fracture extra-capsulaire du col du fémur. L'examen du foyer montre l'absence même d'un cal fibreux et une certaine usure des fragments sans laquelle on eût dit une fracture récente (Malgaigne).

Obs. — Un matelot fut atteint du scorbut qui sévissait d'une manière épidémique à bord du *Centurion*. Il vit se résorber le cal d'une fracture consolidée déjà depuis longtemps (Dict. en 30 vol.). Benj. Bell a observé un fait analogue.

Durant le siége de Gibraltar, Stephen Hammick fit plusieurs remarques de ce genre.

Les médecins militaires français ont eu souvent l'occasion de constater l'influence fâcheuse de cette maladie sur la gravité des fractures. M. Legouest l'a observée plusieurs fois durant la guerre d'Orient (*Chirurgie d'armée*, p. 680).

Obs. — Un matelot se fractura la clavicule au mois de décembre. Guéri au printemps suivant, il est atteint de scorbut. En se suspendant par le bras, la fracture se reproduisit et la consolidation se fit attendre six mois. (G.)
Moore a vu un matelot qui était guéri d'une fracture de côte. Sous l'influence du scorbut, elle se reproduisit.
Desault (*Journal de Chirurgie*, t. II, p. 318) et Ravaton nous fournissent encore de nombreux exemples tendant à démontrer que non-seulement la consolidation est empêchée par le scorbut, mais que celui-ci exerce une influence dissolvante sur le cal déjà formé.

4° *Fièvres graves*. — Les fièvres graves ont produit quelquefois les mêmes résultats que le scorbut.

Obs. — Un homme d'une constitution robuste était au quinzième jour d'une fracture de cuisse quand survint un typhus grave. Les fragments qui commençaient déjà à se consolider restèrent mobiles pendant cinq mois. La consolidation apparut avec la convalescence. (G.)

Obs. — Un jeune homme ayant le tibia fracturé fut pris d'un typhus compliqué d'une affection pulmonaire grave. La prostration devint extrême. La formation du cal ne fut pas troublée et la fracture se consolida en même temps qu'il guérit de sa maladie. (G.)

Obs. — Une fracture du fémur était consolidée depuis deux mois et demi. La malade pouvait marcher. Atteinte d'une fièvre typhoïde, les fragments deviennent aussi mobiles qu'au moment de la production de la fracture. La malade meurt le vingt-sixième jour. A l'autopsie, on ne trouve aucun indice de cal. La surface de section est fraîche comme dans une fracture récente. Un manchon fibreux contenant un liquide noir rougeâtre réunit les deux fragments. (G.)

Obs. — Fracture de jambe datant de huit jours. Fièvre typhoïde. Vingt-cinq jours après l'accident la mobilité persistait entièrement. (Jollans, thèse citée.)

Obs. — Soldat ayant une fracture du tibia consolidée, la marche était possible. Fièvre aiguë. Le cal se ramollit et la mobilité reparaît. Guéri de la fièvre. La consolidation s'effectue de nouveau. (G.)

Obs. — Une fracture de jambe avec de grandes complications était guérie en six semaines; quatre mois après, le malade est pris d'une fièvre épidémique très-grave. Forcé de garder le lit pendant plusieurs mois au moment d'entrer en convalescence, il s'aperçut que la fracture était reproduite, le membre ne pouvant plus soutenir le poids du corps. (*Lancet*, 1841, p. 58.)

A. Bonn a vu un cal solidement formé chez un vieillard disparaître dans le cours d'une fièvre. Il y eut inflammation et gangrène, et le malade mourut.

Obs. — Une femme qui en l'espace de sept semaines était guérie d'une pseudarthrose opérée par la résection, fut prise, un an et demi après l'opération, d'une fièvre hectique avec diarrhée. Le cal déjà formé disparut. (G.)

Leveillé et Hevin admettent l'influence des fièvres graves sur la formation du cal qu'elles empêchent pendant tout le temps de leur durée. La variole semble être parmi toutes les fièvres celle dont l'influence est la mieux établie.

Obs. — Un enfant âgé de 10 ans, peu développé, rachitique, se fracture la cuisse au tiers inférieur; vingt jours après, la consolidation était en voie de se produire. Atteint de variole il succomba le septième jour du début de cette affection. *Autopsie*, Chevauchement des fragments. La tumeur du cal se présente sous la forme d'une masse rouge, ecchymosique. Les muscles sont distincts, les fragments unis par des liens d'apparence fibreuse, de couleur analogue à celle des muscles. Dans aucun point de la tumeur ou ne remarque de dépôt de substance calcaire.

Cette observation publiée (*Gazette des hôpitaux* 1842) appartient a M. Guersant; il a vu dans plusieurs circonstances, dans le cours de varioles, le cal devenir douloureux, d'où l'indication manifeste de maintenir l'appareil sur la fracture pendant toute la durée de la maladie.

Obs. — Un homme âgé de 24 ans avait une fracture de cuisse datant de quarante-six jours. Le membre fut placé dans un appareil. La consolidation devait être obtenue quand survint une varioloïde. Au commencement de la neuvième semaine l'appareil est enlevé et la consolidation n'était qu'incomplète. (G).

Obs. — Fracture de jambe au tiers inférieur. Appareil en carton. Quatorze jours plus tard, variole. Trois mois après on enlève l'appareil sous lequel l'éruption s'était faite comme sur les autres points du corps. Mobilité des fragments, aucune trace de cal n'apparaît. Six mois après, guérison. (G.)

Les causes que nous venons d'examiner exercent donc une action destructive sur le cal déjà formé. D'autres peuvent encore produire le même résultat et produire ainsi des pseudarthroses; nous les avons à ce titre réunies dans le paragraphe suivant.

D. *Ramollissement du cal.*

Obs. — Un homme déjà âgé avait une fracture du fémur, au quarantième jour, la consolidation paraissait suffisante pour que l'apparel pût être retiré et le membre mis sur un coussin. Une contraction musculaire rompit le cal. Nouvel appareil, extension permanente. L'urine laisse déposer du phosphate de chaux. La consolidation s'effectue petit à petit. Le malade urine beaucoup et les urines sont toujours chargées de matière calcaire. La guérison paraissant obtenue, l'appareil est enlevé, et deux jours après les fragments chevauchent l'un sur l'autre. (Repos. Eau et acide nitrique en boissons.) L'urine devient normale, et quatre mois après la guérison est complète. (*Lond. medic. and physic. Journ.*, t. XIX, p. 29.)

Bérard a rapporté un fait analogue où le ramollissement du cal coïncidait avec une altération dans la composition de l'urine (*Dict. de médecine* en 30 vol.).

D'après M. Nélaton (*Pathologie chirurgicale*, t. II) il croit en Norwége une plante (*herba ossifraga*) qui, dit-on, aurait la propriété singulière de ramollir les os des animaux qui en mangent.

Certaines eaux minérales posséderaient, dit-on, la propriété de ramollir le cal des fractures anciennement consolidées. Parmi elles celle de Carlsbad la posséderait spécialement.

M. Constantin James (*Guide aux eaux minérales*) croit prudent de s'abstenir de l'usage de ces eaux pendant les cinq ou six premiers mois après la guérison d'une fracture.

Le Dr Gans sans contester cette influence, la trouve néanmoins singulièrement exagérée.

Gurlt révoque en doute leur action dissolvante sur le cal, il base son opinion sur les faits suivants :

Obs. — Un officier avait une fracture du bras datant de quatorze jours, il prit les eaux de Carlsbad, et une semaine après la consolidation était établie.

Obs. — Sur une fracture du fémur consolidée depuis trois ans, l'usage des eaux pendant cinq semaines ne produisit aucun résultat; il en fut de même pour deux fractures de jambe consolidées, une depuis quatre mois, l'autre depuis quatorze.

On a fait des expériences avec de l'eau de Carlsbad artificielle sans arriver à des résultats concluants. Sur un des sujets de l'expérience, trois semaines de traitement produisirent le ramollissement du cal. Le bras devint flexible comme de la cire. Aux deux autres, aucun changement ne fut observé.

D'après M. Constantin James les eaux de Bourbonne et de Gurgitello partageraient avec celles de Carlsbad la propriété de ramollir le cal.

L'érysipèle exerce aussi sur les fractures une action résolutive signalée quelquefois.

Les douches locales sont aussi des moyens qu'utilise la thérapeutique pour le redressement des cals difformes.

E. *Rachitisme. — Ostéomalacie. — Cancer.*

Ces causes sont plutôt des causes locales que générales des pseudarthroses, néanmoins, en raison même de la cause qui produit cette altération osseuse et qui se fait également ressentir sur tous les points de l'organisme, nous avons cru devoir en placer l'étude dans cette partie de notre travail.

A. Bonn a constaté par la dissection le défaut de consolidation d'une fracture du fémur sur un enfant de 3 ans, rachitique, mort subitement de convulsions, portant une fracture de soixante-dix jours de date.

Obs. — Un enfant âgé de 3 ans, scrofuleux, rachitique, succombe au troisième mois d'une fracture du genou. A l'autopsie, on ne trouve aucune trace de cal. — Bérard, à qui nous empruntons ce fait, a ouï dire que des faits semblables s'étaient plusieurs fois montrés à l'hôpital des Enfants.

M. Guersant s'exprime ainsi au sujet du rachitisme (*Notions sur la chirurgie des enfants*, 1er fascicule, p. 22) : « Quant aux rachitiques ils peuvent arriver très-vite à la consolidation. On voit le cal chez eux se former aussi promptement que chez les meilleures constitutions, quelquefois au contraire le rachitisme retarde beaucoup la soudure des os. Cette différence nous semble tenir au degré de l'affection. Si la fracture surprend le malade dans la dernière période du rachitisme, le cal se formera rapidement comme chez les enfants bien portants, tandis que la consolidation pourra se faire attendre un temps indéfini si le rachitisme est à son début à la première ou à la seconde période. »

L'ostéomalacie, par l'altération du tissu osseux qu'elle produit, est une cause de fractures spontanées, survenant par des accidents les plus insignifiants. Néamoins la consolidation paraît ne pas être toujours influencée par cet état particulier de fragilité des os. Bottentuit, Girard, Manne, en ont publié des exemples.

Fabrice de Hilden rapporte avoir vu une fracture de l'humérus produite par une extension du bras. La consolidation se fit dans les délais ordinaires. Plus tard une nouvelle fracture se produisit au fémur pendant que le sujet mettait ses bas. La consolidation fut aussi rapide que dans le premier cas.

Dans le service de notre maître M. le professeur Jobert (de Lamballe), à l'Hôtel-Dieu, salle Saint-Maurice, n° **20**, il nous a été donné d'observer le fait suivant qui nous paraît intéressant à plus d'un titre.

Obs. —Femme âgée de 30 ans, admise à l'hôpital pour être traitée d'une pseudarthrose de la cuisse gauche. Le repos, les appareils pour immobiliser la pseudarthrose, les lotions excitantes, n'eurent aucun résultat. Le traitement, commencé en juillet, fut continué jusqu'au mois d'octobre. A ce moment, en changeant de lit la malade, l'autre fémur se fractura sous l'influence de la cause la plus légère. Quelques jours plus tard, les deux avant-bras se fracturent également sous l'action d'une cause tout aussi insignifiante. Des accidents généraux surviennent ; état typhoïde pendant huit jours ; mort.

L'autopsie n'ayant pas pu être faite, on comprend combien il est difficile de nous prononcer sur la cause qui a pu amener ainsi cette fragilité osseuse. La malade avait eu la syphilis. A son entrée à l'hôpital, elle avait une exostose du tibia droit avec douleurs profondes. Ses gencives témoignaient d'un traitement mercuriel antérieur et une alopécie confirmée augmentait encore notre certitude d'une syphilis constitutionnelle. Pendant toute la durée du traitement de la pseudarthrose par l'immobilité, le traitement antisyphilique ne fut pas discontinué, et cependant la consolidation ne s'établit pas. Nous étions donc conduit à rechercher une cause occasionnelle dans la structure des os.

Cette femme était forte et petite. Les jambes et les cuisses étaient très-courtes et arquées en dedans. La tête était grosse, le facies pâle et la dentition mauvaise. Tout en un mot dénotait une constitution profondément altérée. Si à ces données nous ajoutons que la malade nous dit avoir vu cet état survenir depuis quelques années seulement, nous verrons que l'ostéomalacie seule peut apparaître dans de pareilles conditions. C'est donc à cette cause que nous croyons devoir rapporter la pseudarthrose et les fractures multiples produites pendant son séjour à l'hôpital.

Hâtons-nous de dire que rien dans les antécédents ou l'état actuel ne nous autorisait à supposer un vice cancéreux, dont les conséquences eussent été les mêmes.

La diathèse cancéreuse est, en effet, une cause puissante de non-consolidation des fractures toutes les fois que le tissu osseux fracturé présente des altérations. Nous n'insisterons pas plus longtemps sur ce sujet, qui demanderait une étude spéciale. Les manifestations du cancer sur le tissu osseux sont fréquentes. J. Cloquet et A. Bérard ne lui reconnaissent un mode d'action qu'après une altération préalable du tissu osseux lui-même.

CAUSES INCONNUES.

Dans l'impossibilité où ils se trouvaient de rapporter la non-consolidation des fractures aux causes que nous venons d'énumérer, certains auteurs n'ont pas hésité à invoquer une idiosyncrasie particulière. Cette manière d'interpréter les faits ne nous paraît pas exacte, et, avec Malgaigne, nous préférons reconnaître que la cause n'a pas été saisie plutôt que de violer cette loi physiologique à laquelle, d'après l'auteur à qui nous empruntons ce passage, n'échapperait pas le tissu osseux lui-même. « La cicatrisation des plaies des tissus n'est nullement soumise à l'influence des idiosyncrasies. »

Van Swieten et L.-J. Sanson (*Dict. de médecine et de chirurgie pratique*, Paris, 1829, t. III, p. 494) ont vu des cas de pseudarthrose sans pouvoir les rapporter à une cause quelconque.

Norris a rapporté une résorption du cal des plus remarquables sans cause connue.

Bérard ne s'explique pas un retard de onze mois qu'il a observé pour une fracture de jambe.

Desault compte des faits du même genre.

S. Cooper a vu une pseudarthrose traitée par la résection. Elle ne guérit néanmoins pas et cependant aucune cause ne pouvait être invoquée.

Guersant (*Notice sur la chirurgie des enfants*, fascicule I, p. 22)

reconnaît que, chez les enfants comme chez les adultes, quelquefois
la raison qui empêche la consolidation échappe entièrement. Il rapporte un cas dans lequel les appareils inamovibles, les cautères sous
forme d'aiguilles rougies à blanc, les sétons, les ruginations des extrémités osseuses, les perforations restèrent sans succès.

Obs. — Dans un éboulement de terrain, un homme a les deux fémurs fracturés. La jambe droite et la rotule le sont aussi. Au bout de quatre mois, un
des fémurs, la jambe et la rotule étaient consolidés; le fémur gauche résista à
la consolidation, et une pseudarthrose s'établit. (Harris, *American Journal*,
1835, p. 39.)

Cet exemple suffit à lui seul pour réfuter l'opinion qui attribue-
rait certaines pseudarthroses à une idiosyncrasie spéciale. Comment,
en effet, pourrait-on limiter au fémur gauche un mode d'action
qui est général ?

Nous sommes loin de nier que, dans certains cas, la cause qui
produit la pseudarthrose est inconnue; nous avons vu, en effet,
des autorités compétentes se prononcer résolûment dans ce sens;
cependant il serait juste de se demander si, dans la plupart de ces
cas, ce n'est pas dans une faute du traitement que résiderait la cause
de non-consolidation. Parmi les faits rapportés à l'appui de cette
opinion qui admet des causes occultes, presque toujours le fémur
est désigné comme étant le siége de prédilection où semble s'être
exercé cette cause. On n'ignore pas combien, spécialement pour les
fractures de cet os, sont minutieuses et difficiles à remplir toutes les
indications du traitement. Il ne serait donc pas, je crois, absurde
d'admettre que, dans ces exemples, la pseudarthrose a été produite
surtout par quelques imperfections de l'appareil destiné à maintenir immobile la fracture.

Malgaigne ne voit dans toutes ces prétendues causes occultes
qu'autant de fautes dans le traitement.

CHAPITRE II

CAUSES LOCALES.

A l'exemple de Malgaigne (1), nous les grouperons de la manière suivante :

A. Causes affectant le membre en dehors de la fracture dont elles ne sont que des complications plus ou moins éloignées ;

B. Causes se rattachant à la fracture même et à la condition des fragments ;

C. Causes dues à la négligence ou à quelque faute dans le traitement.

A.

Ces causes sont : 1° paralysie du membre ; 2° obstacle à la circulation ; 3° phlegmasies aiguës.

1° *Paralysie du membre.*

Le fait le plus remarquable appartient à Benjamin Travers.

Obs.—Les quatre ou cinq vertèbres lombaires sont fracturées. Les membres inférieurs sont paralysés, ainsi que la vessie et le rectum. En même temps existe une fracture de jambe et de l'avant-bras. Celle-ci est consolidée en cinq semaines. Le malade meurt huit semaines après l'accident. L'autopsie permet de constater une absence complète de cal sur la fracture de la jambe. La sensibilité et la motilité des membres inférieurs n'avaient pas reparu quand le blessé succomba. (G.)

Obs. — Un homme avait une blessure de la région lombaire en même temps qu'une fracture de jambe. Il mourut en l'espace de huit semaines. On ne trouva aucune trace de cal. (G.)

Obs. —Un enfant de 6 ans avait une fracture comminutive du tibia. A la suite d'une commotion cérébrale, il était paralysé. En treize semaines, sa fracture fut consolidée. La consolidation avait eu lieu en même temps que la disparition de la paralysie. (G.)

(1) Malgaigne, *Traité des fractures* ; Paris, 1847.

Dans le cas suivant, la paralysie paraît ne pas avoir eu d'influence sur la formation du cal.

Obs. — Un homme de 65 ans était paralysé depuis plus de vingt ans. Il était paraplégique. Il se fractura la jambe au tiers inférieur, sans éprouver la moindre douleur. Chevauchement considérable, inflammation intense. Guérison en cinq semaines. Le malade succomba à des eschares résultant du décubitus prolongé. (G.)

Bœchling (*Dissert. de vi quam nervi exercent in inflammationem*) prétend, d'après des expériences faites sur des lapins, qu'à la suite de la section du nerf sciatique, le côté paralysé était considérablement en retard pour la réparation d'une fracture, comparativement à une autre produite sur le côté sain.

Nous admettons que la paralysie d'un membre puisse exercer une influence retardatrice sur la fracture dont il serait le siége. Dans ce cas, en effet, la circulation du membre subit des modifications essentielles qui se traduisent de différentes manières, soit par l'atrophie, soit par la dégénérescence graisseuse des muscles et un abaissement de température dans les tissus. Il n'y a donc rien d'étonnant que la formation du cal, si étroitement liée à la circulation du membre, en ressente les influences.

2° *Obstacle à la circulation.*

Dupuytren croyait que la ligature de l'artère principale d'un membre pouvait retarder la consolidation d'une fracture. Le fait qu'il rapporte à l'appui de cette opinion est jusqu'à ce jour resté assez isolé; c'est une raison qui nous impose les plus grandes réserves, d'autant plus que les faits tendant à démontrer le peu d'influence de cette cause ne sont pas rares.

Delpech, B. Cooper nient cette influence.

Breschet a observé un cas à l'Hôtel-Dieu où la ligature ne retarda en rien la consolidation de la fracture.

Brodie (*London medical Gazette*, 1834, p. 57) a fait des expériences sur des lapins. D'après lui, la consolidation d'une fracture de cuisse chez cet animal serait retardée d'une ou deux semaines par la ligature de l'artère fémorale.

Nous croyons qu'il est rationnel de supposer une influence à la ligature de l'artère principale d'un membre sur la consolidation d'une fracture par les raisons que nous avons données précédemment à propos de la paralysie. Reconnaissons cependant que les faits démontrant le contraire sont plus nombreux. Sans nier cette influence, nous croyons que les divers états du membre qui peuvent succéder à une ligature d'une artère principale compliquent le problème, et que c'est à cet état en particulier, négligé par les uns, observé par les autres, que doivent être attribuées les divergences d'opinions.

3° *Phlegmasies aiguës.*

Malgaigne a vu, étant au Val-de-Grâce, dans le service de Fleury, une fracture de phalange pendant le traitement de laquelle survinrent des symptômes de *gastrite*. Une inflammation phlegmoneuse se fit autour du foyer de la fracture. Le cal ne se forma qu'après la résolution du phlegmon, et la résolution ne fut obtenue qu'après un séjour à l'hôpital de deux mois et demi.

Partant de ce fait et d'autres observés plus tard, Malgaigne a émis l'opinion qu'un érysipèle survenant sur un membre fracturé empêche non-seulement la consolidation, mais peut même la faire rétrograder. (*Lancette française*, 1830, p. 217.)

Obs.—Le sujet a 45 ans, une fracture du tibia. Au cinquantième jour, la consolidation est établie. Un mois après, un érysipèle envahit la jambe. Guérison en deux jours. Quatre mois après l'accident, les fragments sont de nouveau mobiles. Deux mois après, la guérison a lieu.

Morris a vu des fractures compliquées consolidées. Des érysipèles s'étant développés autour des plaies de la fracture, le cal fut ramolli.

Obs. — Fracture de jambe consolidée depuis sept mois. Fièvre gastrique, troubles cérébraux. Erysipèle au niveau de la fracture, ramollissement du cal. Mort au quinzième jour. À l'autopsie, on constate que les fragments sont désunis, le cal ramolli, et à la place un détritus gangréneux. (G.)

Wardrop rapporte deux faits de ramollissement par la même cause (*Medical chir. Transact.*, 1814, p. 365).

Dans un cas, la pseudarthrose avait été guérie par le séton; l'érysipèle détruisit le cal.

Dans l'autre, c'était une fracture de jambe. Trois poussées d'érysipèle détruisent le cal, et un an après la consolidation n'était pas obtenue.

Langenbeck rapporte des exemples où le malade ayant, dans un cas, une fièvre nerveuse, dans l'autre un érysipèle, le cal fut ramolli en moins de huit semaines.

Dupuytren a observé cette influence de l'érysipèle sur une fracture du péroné.

Wright en cite encore un exemple (*Journal des progrès*, t. XV).

L'érysipèle jouit donc de ce triste privilége de ramollir le cal. Cependant il paraîtrait que son action est d'autant moins efficace que la consolidation est plus ancienne. Malgaigne a vu, en effet, résister à son action une fracture dont la consolidation remontait à plusieurs années.

Ce n'est probablement que dans des cas exceptionnels que l'érysipèle loin de détruire le cal en facilite au contraire la formation, comme dans le cas rapporté par Seerig. La fracture siégeait à l'humérus, elle était compliquée et aucune consolidation n'existait à la onzième semaine.

Cette propriété singulière de ramollir le cal n'appartient pas d'ailleur exclusivement à l'érysipèle.

Duhamel a constaté sur un pigeonneau qui portait une plaie à une aile fracturée que le cal n'était plus guère avancé au quinzième jour qu'il ne l'était sur un autre pigeonneau sain au dixième jour.

Obs. — Un jeune homme âgé de 21 ans, guéri depuis un mois d'une fracture compliquée, siégeant sur le fémur. Au niveau de la fracture était une ulcération. Trois semaines après, sans cause connue, l'ulcération fait des progrès et le cal est résorbé (Kirkbride. *American Journ.*, 1834).

B.

Ces causes sont : 1° obliquité de la fracture ; 2° écartement des fragments ; 3° interposition de corps étrangers entre eux ; 4° suppuration dans les fractures compliquées ; 5° défaut de nutrition d'un des fragments ; 6° affection de l'os au niveau de la fracture.

1° *Obliquité de la fracture.*

D'après Dupuytren, ce serait une des causes les plus fréquentes de pseudarthrose. Il en donne l'explication par la difficulté de maintenir les fragments exactement affrontés, condition essentielle pour obtenir une consolidation rapide et régulière.

A. Bérard prétend que toutes les pseudarthroses ou du moins la majorité de celles qu'on a opérées pour la résection présentaient les extrémités taillées en bec de flûte.

Velpeau rapporte (*Gazette des hôpitaux*, 1846) une observation où la pseudarthrose ne paraissait devoir être attribuée qu'à l'obliquité des surfaces de section dont l'étendue était de trois travers de doigt.

Malgaigne ne croit pas que seule l'obliquité soit une cause de non-consolidation, elle produirait simplement un retard qui serait dû à la difficulté de maintenir les fragments immobiles et pressés l'un contre l'autre.

2° *Écartement des fragments.*

L'écartement des fragments peut être produit soit par l'action musculaire, soit par l'interposition d'un corps étranger, soit par suite d'une perte de substance des fragments.

A. Cooper insiste beaucoup sur la nécessité qu'il y aurait, d'après lui, de prévenir cet écartement des fragments dans les fractures, il recommande d'exercer une pression suffisante pour appuyer l'une contre l'autre les surfaces de section. C'est surtout à la jambe et l'avant-bras qu'on trouve des exemples de ce que peut une perte de substance d'un des os, l'autre restant intact, pour produire une pseudarthrose. Les fractures de la rotule nous montrent encore la puissance de cette complication.

A. Cooper a vu trois fractures de jambe. Le tibia seul était fracturé, le péroné était intact. Il ne se forma aucun cal osseux. En expérimentant sur des animaux, il fit la même observation.

Le radius d'un lapin fut scié dans l'étendue de 7|8 de pouce, et la réunion ne se fit pas. Dans un second cas il en réséqua 1|9 de pouce et les résultats furent les mêmes.

Cependant quelquefois la nature remédie à cet écartement des surfaces fracturées qui résulte nécessairement d'une perte de substance d'un des os, l'autre restant intact. Souvestre en a publié un exemple des plus remarquables (*Journal compl.*, tome VI, p. 279).

Obs. -- Fracture compliquée. Le tibia est fracturé à un pouce de l'extrémité inférieure, le péroné au tiers inférieur. Nécrose consécutive et partielle du tibia ; élimination du séquestre. Le péroné se consolide ; la plaie se cicatrise ; le membre se raccourcit, et le péroné s'abaisse sur la face externe du calcanéum. Il en résulte que les deux surfaces du tibia peuvent se mettre en contact, et la consolidation s'effectue.

Dans un cas de résection du tibia pour une pseudarthrose, le chirurgien, pour remédier à l'écartement, se crut autorisé à scier le péroné qui s'opposait au rapprochement des surfaces (Gurlt).

« Lorsque pour une cause quelconque, dit Larrey (*Journal compl.*, t. VIII), une portion d'un des os de l'avant-bras ou de la jambe est détruite de manière à produire une perte de substance, si l'os voisin n'a pas été fracturé, la cicatrice qui résulte de cette blessure, reste déprimée, présente un enfoncement ou une échancrure relative, et on ne trouve aucune reproduction osseuse. J'ai vu plusieurs individus qui par suite de fracas dans les membres, notamment au bras, avaient perdu la totalité ou une grande partie du corps de l'os que la cause désorganisatrice avait séparé de son périoste, conserver chez eux autant d'espaces dépourvus d'os qu'il y avait eu de pertes de substance dans le cylindre de l'humérus. »

Nos musées présentent d'après Malgaigne des exemples incontestables de fractures consolidées avec un cal osseux, malgré l'écartement de fragments même assez considérable.

M. Bleu (thèse citée) a vu une fracture du fémur avec cal osseux sur un jeune homme de 17 ans; il existait, à la suite d'une nécrose d'un des fragments, un écartement de 10 centimètres.

Nous trouvons dans les *Mémoires de l'Académie de chirurgie*, t. II, p. 415, l'exemple d'une fracture de jambe compliquée, on avait réséqué 5 pouces de tibia. Quatre mois après, le malade pouvait soulever la jambe. Le raccourcissement n'était que d'un pouce.

Obs. — Fracture compliquée; le tibia fait par la plaie une saillie de 9 centimètres. On en résèque 5, et, en moins de quatre mois, le vide qui en résulte est comblé par du cal. Sept mois après, la marche est possible; il existe un raccourcisssement à peine de 1/2 centimètre. (G.)

Obs. — Enfant âgé de 12 ans. Perte de substance du tibia dans l'étendue de 2 centimètres; guérison en onze semaines; cal solide; raccourcissement de 1/2 centimètre. (Norris.)

Philipp a vu un fait plus extraordinaire : il enleva 5 pouces de tissu osseux, et il n'en résulta aucun raccourcissement. (G.)

La Motte rapporte deux exemples analogues (*Traité de chirurgie*, tome II).

Cruveilhier (*Essai sur l'anatomie pathol.*, tome II, p. 41) dit avoir vu une fracture du tibia sur un mulet. Malgré un écartement de 2 pouces entre les fragments, la fracture se consolida.

Van Swieten a vu un fragment de tibia long de 4 pouces, extrait d'une fracture comminutive, être remplacé au bout de dix mois par une substance solide sans raccourcissement aucun.

Il est incontestable que dans un certain nombre de cas, cet écartement des fragments n'a pas été la cause de non-consolidation, qu'un cal osseux s'est produit. Cependant Malgaigne ne croit pas cette terminaison aussi fréquente que paraîtraient le faire supposer les nombreux exemples publiés. Plusieurs d'entre eux ne lui paraissent pas à l'abri de tout doute.

3° *Interposition de corps étrangers entre les fragments.*

Les corps étrangers qui s'interposent entre les fragments peuvent venir du dehors ou provenir du foyer de la fracture. Parmi les premiers sont les projectiles. Les autres sont plus variés, ce sont des esquilles primitives ou secondaires, les muscles, les aponévroses, le sang épanché en trop grande abondance et non entièrement résorbé, le pus.

Obs.—Un soldat avait reçu un coup de feu au bras droit; il en résulta une pseudarthrose qui fut réséquée; accidents qui réclament l'amputation. On trouva une balle logée dans le canal médullaire d'un des fragments. (G.)

Dans un cas appartenant à Vogelvanger (*Annales de la Société de médecine de Gand*, 1838), le blessé fut plus heureux, il guérit et la fracture se consolida. A la mort, on trouva un morceau de fer de forme triangulaire enkysté dans le cal et les muscles. Deux ans avant de succomber, il s'était fracturé le fémur en faisant une chute sur une palissade et était guéri en l'espace de soixante-quatre jours.

Ces exemples de fractures consolidées malgré la présence de corps étrangers ne sont pas très-rares.

Malgaigne a vu une mâchoire brisée par un coup de feu et dont la réunion s'était faite exactement malgré la présence de nombreux grains de plomb qu'on trouva emprisonnés dans le cal.

Il a vu une balle enkystée dans un cal provenant d'une fracture du fémur.

Breschet observa une fracture compliquée avec suppuration abondante à laquelle le malade succomba. On trouva à l'autopsie une balle située entre les fragments, enkystée dans un morceau de toile qu'on reconnut appartenir à la guêtre d'un soldat.

Legouest (*Chirurgie d'armée*) ne sait trop insister sur la nécessité d'extraire des fractures par armes à feu , les corps étrangers quelconques qui pourraient s'y trouver ; c'est d'après lui une cause puissante qui entraîne des retards dans la consolidation de ce genre de fractures.

Les esquilles complétement détachées dans le foyer d'une fracture ne communiquant pas avec l'air extérieur peuvent s'enkyster dans le cal ; dans les cas de fracture compliquée elles mettent un obstacle des plus sérieux à la consolidation, et l'indication formelle est de les extraire, lors même qu'adhérentes encore elles ne paraissent pas jouir d'une vitalité suffisante.

Les esquilles secondaires qui succèdent à des fractures compliquées de grands fracas dans les os, peuvent également empêcher ou retarder la consolidation conmme des corps étrangers dont elles ne diffèrent pas alors. Quelques exemples mettront ces résultats hors de doute.

Obs. — Un palefrenier avait depuis cinq mois une fracture de jambe compliquée, produite par un coup de pied de cheval. Une suppuration peu abondante se faisait jour par une petite fistule. Un stylet est introduit par cette petite fistule et permet de constater une pièce osseuse mobile. On fait l'extraction de cette pièce. C'était une portion nécrosée de l'extrémité du fragment supérieur du tibia. Six semaines après la guérison s'effectua. (Breschet.)

J. Schmucker (*Vermischte chirurg. Schriften*) a vu un cas semblable.

Obs.—Un homme de 30 ans, après avoir subi un mauvais traitement pour une fracture de l'humérus, eut une gangrène du membre qui mit à nu les fragments. Nécrose ; extraction des séquestres. Guérison huit semaines plus tard. (Norris.)

Obs. — Un homme succombe ayant une fracture de jambe non consolidée. A l'autopsie, on constate la présence d'une esquille dans le canal médullaire du tibia. (Lecat, *Recueil de la Société de médecine,* t. V, p. 153.)

Obs. — Fracture de jambe ; marche prématurée ; reproduction de la fracture, qui se complique de la blessure des parties molles par la perforation que produit le fragment supérieur. Une exfoliation partielle en résulte, et la consolidation s'établit à peine. Deux fistules persistent, et un stylet introduit permet de constater la présence de séquestres placés au milieu du cal nouvellement formé. On ne peut pas les extraire par ces ouvertures. On divise alors les tissus au niveau de cette fracture, et on arrive sur les séquestres qu'on enlève. Dès lors la guérison fut rapide et complète. (G.)

On cite quelques exemples où l'interposition de corps étranger était constituée par les tissus environnant la fracture; comme ceux venus du dehors, leur mode d'action était tout aussi fâcheux.

Obs. — Une femme soignée par Earle avait depuis plusieurs mois une fracture de l'humérus non consolidée. Les mouvements du membre occasionnaient des douleurs fort vives. La malade succomba, et à l'autopsie on trouva l'extrémité supérieure du fragment inférieur très-pointue. Par la contraction musculaire, cette pointe, attirée en haut, s'était logée dans le biceps. (S. Cooper, *Dict. de chir. prat.*, t. 1, p. 479.)

Dupuytren a vu quelques fibres musculaires interposées entre les fragments et qui paraissaient avoir empêché la consolidation.

Obs. — A la suite d'accidents survenus après le traitement d'une pseudarthrose du tiers inférieur du fémur, l'amputation fut pratiquée. Entre les fragments, on constata la présence d'une masse musculaire. (G.)

Dans le *Bulletin de la Société anatomique*, 1836, p. 74, nous trouvons la description d'une pseudarthrose de la clavicule. La pièce est présentée par M. Chassaignac. Le fragment externe est au-dessous de l'interne qui offre à sa surface inférieure une gouttière dans laquelle on remarque le muscle sous-clavier. La fausse articulation a lieu par deux points distincts, le fragment interne n'y concourt que par les deux extrémités des bords de la gouttière; le fond du canal n'est réuni au fragment externe que par un tissu fibreux. A cette occasion, M. Denonvilliers rappelle qu'un fait semblable a été communiqué à la Société. La consolidation a eu lieu dans ce cas.

Cruveilhier admet que le sang épanché en trop grande quantité dans le foyer d'une fracture peut être un obstacle à la consolidation. Callisen et A. Cooper assimilent son mode d'action à celui d'un corps étranger interposé. Cependant, dans un exemple que rapporte J.-L.

Petit, la consolidation d'une fracture de jambe ne fut nullement retardée malgré la blessure de l'artère tibiale antérieure.

Pelletan cite plusieurs faits (*Clinique chirurgicale*, t. II, p. 135) où la consolidation a précédé la résolution complète des ecchymoses. Cela supposait donc le peu d'influence de cet épanchement.

Dupuytren rapporte deux observations à l'appui de l'opinion de M. Cruveilhier; mais il ressort de l'analyse que Malgaigne en a faite que dans ces deux cas c'était plutôt à l'infection purulente que devait être attribuée la non-consolidation. Une fois il a trouvé, en faisant la dissection d'une fracture non consolidée, des caillots noirâtres dans le foyer. On aurait pu invoquer la présence de ce sang pour expliquer la non-consolidation, mais l'examen des organes montra les traces non douteuses de la pyoémie à laquelle le malade avait succombé et qui seule avait produit ce qu'on aurait peut-être été tenté d'attribuer à l'épanchement.

Sans prétendre que le sang épanché en trop grande abondance dans le foyer des fractures puisse toujours empêcher ou retarder la consolidation, nous croyons néanmoins qu'il peut, dans certaines conditions, produire ce fâcheux résultat. Il se peut en effet que le caillot fibrineux formé dans cet épanchement ne soit pas résorbé totalement par suite de causes diverses que nous ne saurions préciser, mais qui tiennent évidemment à une espèce de défaut de vitalité dans les parties environnant la fracture. Ce caillot ne diffère pas quant à sa manière d'agir des fibres musculaires par exemple, et peut donc produire les mêmes accidents que ces dernières. Nous avons déjà vu combien perdaient d'influence les corps étrangers quand ils ne communiquaient pas avec l'air extérieur. Dans ce cas ce ne serait donc qu'exceptionnellement qu'ils agiraient autrement.

Ces épanchements sanguins peuvent encore produire un retard de consolidation par un autre mécanisme que nous allons essayer de développer. Ne pourrait-il pas se faire que le sang ainsi épanché dans une région, par exemple, où les tissus sont bridés par un grand nombre de parties fibreuses, en déterminant une compression autour de toutes les parties entourant la fracture, produirait un trouble dans la circulation qui apporte les éléments réparateurs ? Le fait ne nous paraît pas inadmissible, nous avons été souvent témoin, dans le service d'un de nos maîtres, des heureux résultats de ces longues incisions faites le lendemain ou quelques jours après l'accident ayant produit la fracture dans le cas où un épanchement de sang considérable semblait produire un étranglement des plus violents. Pour les fractures du tiers inférieur de la jambe, par exemple, les conséquences les plus avantageuses au point de vue de la rapidité de la consolidation nous ont paru résulter de ce traitement, quand la fracture se trouvait dans les conditions que nous avons décrites.

Le pus a été considéré comme pouvant empêcher la consolidation des fractures. M. Bleu (thèse citée) lui assigne un rôle tout mécanique quand il prétend que les globules agissent comme autant de corps étrangers. « Ce n'est que dans des cas exceptionnels, dit-il, que les globules, se prêtent à la résorption, il faudra toujours que le foyer de la fracture soit débarrassé de tout le pus, et c'est avec beaucoup de peine qu'on évitera l'entrée de l'air qui pourrait amener une irritation incessante nuisant réellement à la consolidation. »

4° *Suppuration dans les fractures compliquées.*

Il est incontestable que les fractures compliquées de plaie faisant communiquer le foyer de la fracture avec l'air sont plus longtemps à se consolider que les fractures simples.

Ravaton rapporte un grand nombre d'exemples, où il a fallu de onze mois à quatre ans.

Dans un cas cité par Lamotte (*Traité de chirurgie*, obs. 379) la suppuration fut des plus abondantes puisque la fracture était tellement compliquée, qu'un coup de ciseau eût pu achever la section du membre. Néanmoins elle guérit, et sans raccourcissement consécutif.

Il serait peu exact de prétendre que la suppuration est une cause de pseudarthrose toutes les fois qu'elle se produit. Le grand nombre de fractures compliquées traitées journellement dans les hôpitaux ne nous a jamais permis d'observer autre chose qu'un retard dans la consolidation, mais ce retard se produisait constamment.

Parmi les fractures compliquées, certaines particularités dans leur étiologie paraissent leur donner une sorte de prédilection pour cette terminaison ; les fractures par armes à feu, par exemple, et celles produites par des instruments tranchants.

Nous trouvons dans le *Traité de chirurgie d'armée* de Legouest la description d'une pièce anatomique où, par suite d'un coup de sabre sur l'avant-bras, le radius et le cubitus ont été divisés. Il existe une pseudarthrose sans la moindre trace de réparation osseuse.

Sur une seconde pièce, le cubitus a été divisé transversalement à sa partie supérieure. Il n'y a pas de cal. Un faisceau fibreux s'étend d'une extrémité à l'autre des deux fragments.

Lamotte avait fait la remarque que ce genre de fracture éprouvait beaucoup de difficulté à se consolider. Il en attribue la cause à la netteté de la section qui permet aux deux surfaces de glisser l'une sur l'autre, de s'abandonner. L'immobilité ne peut pas être obtenue comme dans ces fractures où les aspérités des surfaces s'emboîtant réciproquement maintiennent les fragments en rapport.

M. Legouest ne croit pas cet état des surfaces invoqué par Lamotte suffisant pour expliquer tous les cas, il attribue un certain rôle à la contusion de l'os et à la suppuration consécutive des surfaces de section de l'os.

Malgaigne a fait jouer le principal rôle à la facilité avec laquelle, dans ces sortes de fractures, l'air peut pénétrer et circuler dans le foyer.

Nous croyons que toutes ces explications renferment une partie de la vérité. Réunies, elles nous paraissent être une interprétation exacte de ce qui se passe. Toutefois l'opinion de Lamotte ne nous paraît pas suffisante. Nous voyons en effet les sections les plus nettes produire la consolidation. Les résections des fragments dans les pseudarthroses ne donnent-elles pas en effet des sections nettes?

Gurlt a réuni dans le tableau suivant la fréquence comparative des pseudarthroses, suivant qu'elles étaient dues à des fractures compliquées par coup de feu ou par toute autre cause.

BRAS. — 165 cas.	AVANT-BRAS. — 50 cas.	CUISSE. — 132 cas.	JAMBE. — 131 cas.
16 produites par fracture compliquée, dont 2 avec perte de substance par la résection. 7 par coup de feu, dont 2 avec perte de subst. d'une grande partie par la résection.	8 fractures compliquées. 1 par coup de feu.	3 fractures compliquées. 1 par coup de feu.	26 fractures compliquées, dont 5 avec perte de substance par résection ou extraction des fragments. 3 par coup de feu, 1 avec résection.
TOTAL 23. . . .	9	4	29

Il résulte de ce tableau que sur 65 pseudarthroses dues à des fractures compliquées, 12 étaient produites par coup de feu. Ainsi se trouve donc vérifié par les statistiques ce que nous disions précédemment au sujet de la terminaison fréquente de ces fractures.

5° Défaut de nutrition d'un des fragments.

C'est surtout pour les fractures intra-capsulaires que cette cause de non-consolidation se manifeste.

Dans les fractures ordinaires, des esquilles ou des fragments entiers de la diaphyse peuvent devenir des causes de pseudarthroses dans diverses conditions. Au moment même où la fracture vient d'être produite, elles peuvent ne tenir qu'à des liens vasculaires insuffisants pour leur nutrition. Dans ces cas-là, on doit les extraire; quelquefois ces esquilles sont complétement isolées, et aucun cas authentique, d'après A. Bérard, ne peut être invoqué pour démontrer qu'une esquille ainsi séparée de toute connexion vasculaire a pu se ressouder à l'os lui-même.

Il peut arriver qu'une esquille ne se nécrose que plus tard, après la production de la fracture; on a alors une esquille secondaire qui peut être une cause de non-consolidation.

Les considérations que nous venons d'établir sur le rôle de parties des fragments ainsi altérés dans la nutrition s'appliquent, à plus forte raison, quand c'est un des fragments en entier qui est le siége de ce trouble.

6° *Affection de l'os au niveau de la fracture.*

En traitant des causes générales, nous avons dit comment agissaient, dans les non-consolidations de fractures, l'ostéomalacie, le cancer, le rachitisme. L'altération osseuse locale qui se produit dans ces affections ne doit donc pas nous arrêter de nouveau.

Certaines affections des os pour être plus localisées n'en sont pas moins une cause puissante de pseudarthroses. C'est ainsi que Dupuytren a signalé la présence d'hydatides dans les fragments d'une pseudarthrose.

Webster et Wickham ont fait, d'après Malgaigne, des observations semblables.

Dans un cas rapporté par Bérard, l'autopsie montra des hydatides dans le canal médullaire de l'humérus d'un homme mort ayant une pseudarthrose.

Les exostoses, d'après Brodie, n'empêcheraient pas la consolidation d'une fracture produite au niveau même de la tumeur. Il a vu dans ces conditions une fracture de clavicule guérie dans les délais ordinaires.

Arnolt a été moins heureux que lui; il fut obligé de recourir à l'amputation après un an d'essais infructueux pour une pseudarthrose du tibia survenue dans les mêmes conditions.

La carie des fragments est un obstacle à la consolidation de la fracture. Norris l'a constaté plusieurs fois.

Obs. — Un jeune homme avait une carie de la partie moyenne du fémur; il se fractura l'os à ce niveau. Malgré le traitement le mieux exécuté, la consolidation ne se fit point. (G.)

Fabrice de Hilden, Duverney rapportent des faits semblables.

Obs. — Un jeune homme avait une carie de la partie moyenne du tibia; il se fractura la jambe à ce niveau. J.-L. Petit amputa les chairs fongueuses, et, à l'aide du trépan exfoliatif, il enleva une portion de l'os carié. Le cautère actuel fut ensuite appliqué, et la consolidation s'effectua. (Bérard, thèse de concours, *sur la non-consolidation des fractures*.)

La nécrose des extrémités des fragments est aussi une cause de pseudarthrose, et cela se conçoit aisément.

Obs. — Une fracture compliquée n'était pas consolidée depuis cinq mois; on extrait un long séquestre qui occupait toute l'épaisseur de l'os. On cautérise avec le fer rouge les extrémités osseuses, et six mois après la guérison est obtenue. (Faivre, *Journal de méd., chir. et pharm.*, p. 210, 1786.)

Amesbury, Dupuytren, Norris, **ont** signalé des causes de pseudarthroses dépendant de la formation d'abcès dans le canal médullaire de l'os fracturé.

La rupture du cal nouvellement formé a paru aussi être une cause de pseudarthrose. D'après A. Bérard, rien ne serait moins exact que ces assertions. Le plus ordinairement, une nouvelle consolidation se fait dans les mêmes délais. N'oublions pas d'ailleurs que la rupture de cals difformes est une méthode de traitement proposée pour remédier aux fractures vicieusement consolidées.

C.

Ces causes sont : 1° *abus de topiques humectants;* 2° *application prématurée de bandages et bandages trop serrés;* 3° id. *pro-*

longés trop longtemps; 4° scorbut local; 5° mobilité des fragments; 6° exercice prématuré du membre.

1° *Abus de topiques humectants.*

Ces topiques sont applicables au traitement des fractures simples et compliquées. Ils ont pour but de combattre l'inflammation, et combinés avec certains agents thérapeutiques dits résolutifs, d'amener la résorption du sang épanché; quelquefois ils ont pour but d'exercer une action antiseptique. Les cataplasmes froids ou chauds, les compresses d'eau froide, l'irrigation continue, l'eau blanche, l'eau-de-vie camphrée, l'eau chlorurée, sont les agents pour ainsi dire vulgaires de cette médication journellement employée.

D'après Malgaigne, Paul d'Égine, Avicenne auraient connu l'influence fâcheuse qu'une humidité prolongée de l'appareil de la fracture produisait sur sa consolidation.

Amesbury a fait souvent cette remarque.

Pour M. Cloquet, ce serait la principale cause de cet état particulier qu'il a défini sous le nom de scorbut local.

M. Nivet a établi (*Gazette médicale*, 1838, p. 36) que l'irrigation des fractures retardait leur consolidation.

Breschet va plus loin, il prétend que ce n'est pas une cause de simple retard que produit cette humidité, mais bien un empêchement réel.

Nous avons souvent été témoin de l'emploi de ces moyens, que les auteurs que nous venons de citer considèrent comme propres à retarder la consolidation. Nous n'avons jamais pu constater les inconvénients d'une méthode qui ne doit ses inconvénients qu'à la mauvaise application qu'on en fait.

Une humidité prolongée, en altérant les fonctions de la peau du membre fracturé, produira nécessairement un trouble dans l'afflux des principes du sang destinés à la réparation osseuse ; nous comprenons donc très-bien que toutes les fois que cette circonstance se présentera, la consolidation de la fracture pourra en souffrir. Remarquons toutefois que les lotions excitantes souvent répétées, en activant les fonctions de la peau du membre, ne font qu'au contraire combattre cette atonie à laquelle nous reconnaissons l'influence la plus évidente pour retarder la formation du cal.

2° *Application prématurée du bandage. — Striction trop forte.*

Ces causes nous paraissent agir en empêchant le développement de ce travail inflammatoire inhérent à toute fracture, de se manifester librement. Pour MM. Nanulla et Petrucci, cette cause de retard apporté à la consolidation des fractures n'est l'objet d'aucun doute.

En appliquant en effet un bandage immédiatement après la production d'une fracture, lorsque le gonflement inflammatoire se produira, il en résultera une compression des tissus peu propre à favoriser l'afflux des fluides réparateurs. La même explication peut être donnée du mode d'action d'une striction trop forte. Dans les deux cas, c'est une gêne à la circulation locale autour du foyer de la fracture, qui produira ce retard de consolidation.

3° *Bandages et appareils prolongés trop longtemps. — Scorbut local.*

Le membre soumis à ces influences qui résultent d'appareils prolongés trop longtemps, subit une sorte d'étiolement qui se traduit par une altération des fonctions cutanées. Cette cause et l'humidité seraient celles qui, d'après M. Cloquet, produiraient le scorbut local dont il a donné (*Dictionnaire* en 30 vol., art. *Fracture*) une description que je crois inutile de rapporter ici. Il ne m'appartient pas de discuter si le scorbut local est une affection aussi localisée qu'on semble nous l'indiquer, nous croyons cependant que l'état général du sujet n'est pas étranger à ce qui se passe *de morbide* dans le foyer de la fracture. C'est le résultat de ce que nous avons vu dans les hôpitaux. Des fractures compliquées présentaient souvent un état blafard des bourgeons charnus, le membre fracturé nous paraissait présenter quelques-uns des caractères assignés à ce scorbut local, les chairs étaient flasques et le facies du blessé indiquait un trouble profond dans sa constitution. Sous l'influence d'un régime tonique, cet état était complétement changé, la plaie se recouvrait de bourgeons de bonne nature, la suppuration tarissait et la consolidation commençait à s'effectuer.

Nous avons vu souvent M. le professeur Jobert (de Lamballe) s'efforcer dans le traitement des fractures de se mettre en garde contre les causes de retard que nous venons d'examiner. Si le soin tout particulier qu'il mettait à ne troubler en rien les fonctions de la peau et la circulation générale du membre, en plaçant le membre fracturé dans une gouttière rembourrée, ne lui a pas toujours donné de résultats très-favorables comme consolidation régulière, nous devons avouer que par ce moyen nous avons vu guérir assez rapidement des fractures compliquées des plus graves. Nous n'insisterons pas plus longuement sur ces principes que nous avons souvent entendus professer, principes qui ont eu un savant interprète dans M. Fleury (*Archives de méd.*, 1837).

4° *Mobilité des fragments.*

La mobilité des fragments est une cause fréquente de pseudarthroses, son action est toute-puissante. Nous voyons en effet la mobilité être le complément indispensable du traitement des résections, quand on veut produire une articulation nouvelle et empêcher la réunion des os.

Tous les appareils à fracture cherchent à obtenir cette immobilité nécessaire à la consolidation.

Pour Malgaigne, ce serait à cette cause qu'on pourrait rapporter la majorité des pseudarthroses.

Sur 44 cas, rapportés dans le mémoire de Norris, 22 étaient imputables à la mobilité.

Cruveilhier reconnaît toute la puissance de cette cause.

Le passage suivant, extrait des mémoires de Larrey, nous montrera tout ce que peut la mobilité dans certains cas pour produire des pseudarthroses.

« Les plaies produites par coups de feu que nos soldats ont reçus en Syrie au membre supérieur avec complication de fracture, surtout celles de l'humérus, quoique pansées méthodiquement et avec soin, ont toutes été suivies de pseudarthrose. Les deux fragments étaient mobiles, parce que le frottement usait leurs aspérités et leurs angles saillants; les extrémités s'arrondissaient et se recouvraient d'une substance cartilagineuse qui en facilitait les mouvements. Ce résultat doit être attribué au transport des blessés de la Syrie en Égypte. »

Obs. — Une jeune fille atteinte de chorée se fractura le fémur; une pseudarthrose s'établit. (Breschet.)

Cependant quelquefois la mobilité des fragments n'a pas paru exercer une influence des plus fâcheuses. Dans un cas, c'est un aliéné qui défait son appareil et se livre à des exercices violents ; la consolidation ne s'en effectue pas moins. Dans un autre, c'est un épileptique qui, malgré des attaques répétées, guérit d'une fracture du fémur.

L'indication d'immobiliser les fragments a paru si impérieuse à Kerby, qu'il n'hésite pas à perforer un des fragments pour le fixer. La fracture siégeant à l'humérus, le blessé étant un vieillard atteint de tremblement sénile, il y eut une nécrose partielle et la consolidation se fit attendre quatre mois. (*Dublin medical Press*, 1845).

M. Flaubert, de Rouen, a proposé la suture des os dans les fractures compliquées, avec grande tendance au déplacement.

5° *Exercice prématuré du membre.*

L'exercice prématuré du membre permettant aux fragments de

se mouvoir l'un sur l'autre, alors que le cal n'est pas assez résistant, agit de la même manière que la mobilité pendant le traitement. A ce titre donc, il peut être considéré comme une cause de pseudarthrose.

DIAGNOSTIC.

Le diagnostic d'une pseudarthrose est complexe, et doit permettre de répondre à deux questions principales que le chirurgien se posera avant toute intervention : 1º Est-ce une fausse articulation anatomiquement constituée comme celles que nous avons décrites précédemment, ou bien n'est-ce qu'un simple retard de consolidation ?

2º La pseudarthrose une fois reconnue, il n'en est pas moins important au point de vue du choix du procédé opératoire d'établir à quelle variété on a affaire.

Dans l'état actuel de la science, d'après Malgaigne, pour distinguer une pseudarthrose d'un simple retard de consolidation, il n'y aurait que la nécessité de recourir à une opération. Quelque arbitraire que soit ce moyen, il n'a pas de résultat fâcheux dans la pratique, puisqu'il force nécessairement à faire emploi d'une foule de moyens exempts au moins de tout danger.

Le temps écoulé depuis le moment où la fracture a été produite a été invoqué comme pouvant éclairer le diagnostic. Bonnet (*Gazette médicale*, 1833, p. 581) prétend que, lorsqu'une fracture n'est pas consolidée au bout de quatre mois, les extrémités des fragments s'arrondissent ; n'est-ce pas là un des caractères essentiels des pseudarthroses que cette modification des surfaces fracturées ?

Malgaigne pense qu'il est bien difficile d'établir cette distinction entre un simple retard et une pseudarthrose, à moins que cinq ou six mois au moins ne se soient écoulés depuis la fracture.

Lenoir croit que c'est moins dans la longueur du temps, que dans

la disposition des fragments qu'il faut chercher une différence entre ces deux états.

De cet exposé il est permis de conclure combien sont vagues
les indications diagnostiques des auteurs. Nous avons cherché à nous
rendre compte d'après le temps écoulé depuis l'accident de l'état de
de la fracture. En supposant que la résection n'a, dans tous les faits
rapportés par Gurlt, été faite que dans les cas extrêmes, alors que
la pseudarthrose avait toutes les chances de réunir les conditions
anatomiques qui la caractérisent, nous avons pris la moyenne du
temps écoulé depuis l'accident jusqu'à l'opération.

Sur 97 résections, 27 fois la fracture remontait à six mois au moins.

La durée moyenne du temps écoulé entre la fracture et la résection a été de treize mois. Ainsi, en supposant, ce qui n'est pas rigoureusement exact, que la résection n'ait été pratiquée qu'au moment
où la pseudarthrose était réellement constituée, treize mois seraient le
temps qui lui a été nécessaire pour atteindre cet état. Nous sommes
loin d'exagérer la valeur d'une donnée numérique ainsi obtenue ;
cependant, nous croyons que, jamais avant quatre mois, on ne
peut affirmer que la pseudarthrose est établie. Ce moment serait
plus rationnellement compris entre le 6ᵉ et le 13ᵉ. Tel est du moins
ce qui ressort de ce que nous venons d'exposer. Mais, je le répète,
ces données n'ont qu'une médiocre importance diagnostique. La
question qu'on a à résoudre est trop compliquée pour la soumettre
ainsi à des règles invariables ; le passage suivant, emprunté à Legouest (*Chirurgie d'armée*, p. 680), ne contribue pas pour une faible
mesure à augmenter notre circonspection à ce sujet.

« Il est assez difficile de préciser les limites du retard de la consolidation ; aussi convient-il de continuer longtemps les moyens
propres à favoriser et à amener la formation du cal. Nous avons vu,
après la guerre d'Orient, deux fractures du fémur qui n'étaient pas
consolidées, l'une après quinze mois, l'autre après dix-huit. Toutes
deux guérirent néanmoins. La dernière se consolida au moment

même où, croyant à une pseudarthrose, nous étions sur le point de pratiquer une opération curative de cette affection. »

En l'absence de tout autre signe, Malgaigne attache une assez grande importance à l'existence de la douleur dans la fausse articulation, douleur provoquée par les mouvements. Ce serait en effet un signe assez précieux ; seulement nous ne devons pas perdre de vue combien sont nombreuses les causes qui peuvent produire la douleur dans une pseudarthrose bien établie. Je me bornerai à signaler les filets nerveux, les muscles interposés qui peuvent, étant froissés par les mouvements, produire cette douleur qu'on nous dit caractériser spécialement les retards de consolidation. Et ce fait rapporté dans la thèse d'agrégation soutenue récemment par M. Tillaux, ne nous montre-t-il pas une production osseuse incrustée dans le nerf radial, et donnant lieu à des douleurs dans le coude? Il est bien permis parfois de supposer qu'à la suite de lésions aussi profondes que celles qui donnent lieu le plus souvent aux pseudarthroses des faits pareils pourraient se produire. Pour ces raisons, nous n'attachons pas une valeur absolue à l'élément douleur comme moyen de diagnostic.

En somme, le temps écoulé depuis la fracture, la douleur provoquée par les mouvements, sont des moyens qu'on ne doit pas négliger pour établir le diagnostic qui sera, croyons-nous, surtout éclairé par l'examen des fragments dans leurs extrémités articulaires, recouvertes des parties molles. Comme exemple d'une des malheureuses conséquences d'un diagnostic de pseudarthrose incomplet, en ce sens que la nature de celle-ci n'avait pas été reconnue avant l'opération, on pourrait citer le fait suivant :

Obs. — Le sujet avait 25 ans, la pseudarthrose siégeait à l'humérus et n'était pas consolidée depuis onze mois. Dupuytren tente la résection. Le fragment supérieur fut réséqué; lorsqu'on en vint à l'autre on fut étonné de le trouver dilaté en poche et contenant une forte quantité d'hydatides dont on fit l'extraction aussi complète que possible. La résection ne fut pas faite, la suppuration ne tarit point, et le sujet succomba. A l'autopsie, on trouva dans le fragment inférieur une vaste cavité sans traces de moelle ni de membrane médullaire.

Cette observation nous montre combien d'indications spéciales pour le traitement peuvent naître d'un diagnostic complet s'éclairant des moindres particularités que l'articulation anormale présente. C'est cet exemple malheureux qui, d'après Malgaigne, a fait attribuer à Dupuytren la méthode de résection d'un seul fragment comme méthode spéciale.

Dans une autre circonstance, l'état de rapprochement des fragments fut négligé ou méconnu. On veut passer un séton entre les fragments, et cela est impossible; il fallut, aidé d'un foret, se frayer un passage à travers la masse osseuse qui les réunissait.

Il est donc très-important de ne point négliger cette partie du diagnostic; nous pourrons ainsi reconnaître ces masses osseuses irrégulières implantées au milieu des muscles, et qui ont rendu si laborieuses certaines résections pour le dégagement des fragments. Pour saisir toutes les particularités que présente une pseudarthrose, je crois qu'en dehors du palper on doit tenir grand compte du raccourcissement du membre, de l'étendue des mouvements de cette articulation et du sens dans lequel ils s'exécutent. La déformation de la région doit être prise aussi en sérieuse considération; elle pourra nous indiquer l'étendue et le sens du déplacement des surfaces fracturées.

Nous terminerons cet exposé des principaux moyens à employer pour asseoir le diagnostic des pseudarthroses en signalant une cause d'erreur tenant au siége même de celle-ci. Rapprochées d'une articulation normales, les fonctions du membre sont en effet peu altérées. Recouvertes généralement à ce niveau par des masses charnues considérables, elles ne se prêtent pas à une exploration minutieuse. Telles sont les principales causes d'erreur. Dans un cas de ce genre, la pseudarthrose siégeant près du col huméral, M. Nélaton éprouva une assez grande difficulté pour poser son diagnostic (thèse de Paris, 1856, Roy).

PRONOSTIC.

Le pronostic des pseudarthroses est en général peu grave, en ce
ce sens que l'existence n'est jamais immédiatement compromise par
l'affection. Cependant, si on réfléchit que par elles les fonctions
des membres sont plus ou moins altérées au point de les rendre
quelquefois inutiles et même gênantes, comme le montrent quelques exemples d'amputations faites en vue d'en débarrasser le malade, on comprend qu'à ce titre le pronostic doive être fâcheux.

D'après Larrey, les fonctions des membres ne seraient jamais
assez troublées pour réclamer une intervention chirurgicale quelconque. Nous n'insisterons pas longuement pour réfuter ce qu'a
d'absolu et d'erroné une pareille opinion. Les exemples sont nombreux, et, à côté de faits exceptionnels, on peut grouper une majorité imposante tendant à démontrer que le plus souvent le membre
affecté de pseudarthrose ne remplit qu'imparfaitement ses fonctions.

Obs. — La pseudarthose siége au milieu du fémur ; les fragments sont très-
mobiles ; le membre est raccourci. Avec un soulier à gros talon, la marche est
possible, même sans béquilles (Larrey).

Seutin a vu un blessé ayant une pseudarthrose de la partie supérieure du fémur qui pouvait marcher, aidé seulement d'une mécanique fort mal faite.

Velpeau rapporte qu'un militaire affecté d'une pseudarthrose de
jambe pouvait se soutenir ; mais la marche était impossible. Dans
un autre cas, la marche était possible, mais le blessé boitait.

Ces faits sont autant d'heureuses exceptions ; cependant, pour le
membre supérieur, la gravité semble être moins grande que pour
le membre inférieur, et souvent les fonctions, quoique altérées,
restent possibles dans une certaine mesure. Larrey en rapporte
deux exemples.

Obs. -- En 1812. un soldat avait eu une fracture de l'humérus gauche qui ne s'était pas consolidée. Une perte de substance de 6 centimètres environ existait. Malgré cette infirmité, il pouvait faire son service.

Un autre avait une pseudarthrose du bras. Les mouvements étaient si peu altérés, qu'au moment où on prononça sa réforme, il demanda à être employé dans les équipages de la garde.

Il peut, en effet, se faire que les malades s'accoutument avec le temps à cette infirmité ; l'exercice aidant, ils finissent par se servir de leur membre affecté comme de celui qui est sain (Larrey).

Obs. — Bottcher a vu une femme syphilitique ayant une pseudarthrose de l'avant-bras et qui pouvait porter un seau d'eau avec le membre malade (G.).

Obs. — Un maçon avait depuis vingt ans une pseudarthrose de l'humérus au tiers supérieur. La mobilité était très-grande dans tous les sens. Il pouvait travailler de son état et soulever un lourd fardeau avec son bras (G.).

Ph. Roux a vu un homme affecté depuis plusieurs années de deux fausses articulations du bras, sans que la force musculaire en fût affaiblie.

Obs. — Syme (*Edinburgh medic. journ.*, 1835, p. 25) a observé une pseudarthrose de l'avant-bras et une du bras. Le malade ne ressentait qu'une légère incommodité. La fracture était transversale. Les forces musculaires étaient si bien équilibrées que le membre placé dans l'immobilité au niveau de la fausse articulation pouvait être entièrement fléchi, et le malade exécutait toutes sortes de mouvements (G.).

Obs. — Pseudarthrose du radius siégeant à deux centimètres et demi au-dessus du poignet. Le blessé, tailleur, pouvait travailler facilement (Norris).

Le plus souvent cependant, lorsque la pseudarthrose siége sur le bras ou l'avant-bras, les fonctions du membre supérieur sont profondément altérées : c'est ce qui ressort de l'observation faite par plusieurs auteurs.

Obs. — La pseudarthrose siége à la partie moyenne de l'humérus gauche. Les fragments sont très-mobiles, et en forçant un peu on peut courber le bras jusqu'à angle droit.
Tout mouvement spontané du membre est impossible. Dès que le malade veut le mouvoir il se courbe en faisant un sinus ouvert en arrière, et l'avant-bras reste immobile. Les mouvements de pronation et de supination de la main sont impossibles, ceux des doigts sont faciles. (Thèse de Roy, 1856.)

On comprend aisément qu'il doive en être ainsi toutes les fois qu'un grand écartement ou une mobilité extrême existent. Les forces musculaires n'agissent alors que sur des leviers brisés, l'effet qu'elles produisent est diminué, et peut même devenir nul quand les surfaces de section de la fracture ne se prêtent pas un mutuel appui.

Quand la pseudarthrose siége près d'une articulation normale, le pronostic est moins fâcheux ; dans ce cas, en effet, elle tend à suppléer à celle-ci, et, au bout d'un certain temps, les fonctions du membre ne sont pas troublées. Nous voyons d'assez nombreux exemples, dans les fractures du col du fémur et de la tête de l'humérus, de ce que peut la nature en pareil cas.

De ce qui précède il nous est permis de conclure :

1° Que le pronostic des pseudarthroses est sérieux parce que, le plus souvent, la nécessité d'y remédier réclame une intervention chirurgicale dont les dangers sont réels.

2° Les pseudarthroses de l'humérus gênent moins l'exercice des fonctions du membre que celles du fémur.

3° Les fonctions sont d'autant moins altérées que la pseudarthrose siége plus près d'une articulation normale.

Nous ne traiterons pas dans ce chapitre du pronostic des pseudarthroses au point de vue des opérations qu'elles nécessitent. Cette partie de notre étude sera faite quand nous nous occuperons du traitement.

TRAITEMENT.

Avant d'avoir recours à des procédés opératoires pour remédier d'une manière définitive aux pseudarthroses des membres, on a essayé par l'application d'appareils palliatifs de remédier temporairement à l'infirmité qui en était la conséquence. Certains auteurs ont même vu dans ces ressources thérapeutiques le moyen de triompher d'une affection dont la ténacité n'est l'objet d'aucun doute pour ceux des chirurgiens qui on eu à la combattre; pour nous, ces méthodes de traitement palliatif ne nous paraissent pas devoir être envisagées à ce titre.

Nous sommes loin cependant de méconnaître que dans quelques cas rares elles ont pu amener une guérison définitive, tout aussi bien que les méthodes curatives les plus efficaces, mais ces faits sont trop exceptionnels pour y voir des succès d'une méthode qui, employée seule, ne donne as toujours ce qu'elle paraît promettre.

Nous en dirons autant des moyens thérapeutiques internes, auxquels les chirurgiens ont eu quelquefois recours, et qui, eux aussi, comptent des succès.' Ceci posé, nous diviserons notre étude du traitement des pseudarthroses en trois chapitres :

1° Traitement palliatif,
2° Traitement médical,
3° Traitement chirurgical,

CHAPITRE PREMIER

TRAITEMENT PALLIATIF.

Les pseudarthroses qui siégent sur les membres ne se bornent pas toujours à produire une simple incommodité, mais compromettent souvent les fonctions du membre. L'absence de la douleur, l'accomplissement imparfait, mais quelquefois possible, de certaines fonctions, l'éloignement de tout danger, sont autant de conditions qui ont fait recourir à des moyens palliatifs plutôt qu'à des opérations graves, qui eussent guéri radicalement une affection d'apparence aussi bénigne.

Dans plusieurs circonstances, cette méthode palliative a donné des résultats inespérés en produisant une guérison définitive. et ces faits sont encore venus encourager les chirurgiens à en faire de fréquentes applications.

Le cas de cet écuyer de Berlin, à qui Bailly appliqua l'appareil qui porte son nom, et que nous décrirons plus loin, et celui de ce malade, qui, voulant renouveler son appareil palliatif, fut agréablement surpris de trouver sa pseudarthrose consolidée, sont autant d'exemples de ces succès inespérés.

Briot (*Histoire des progrès de la chirurgie militaire en France*, p. 411) a vu réussir sur trois blessés deux espèces de demi-gout-tières en tôle garnies intérieurement et fixées par des tresses que les infirmiers serraient à volonté.

Champion (thèse de Paris, 1815) a fait construire pour l'humérus des brassarts en coutil et en petites baleines qui rendaient de grands services aux malades.

Nous donnons ici la description de l'appareil palliatif de Bailly, dentiste du roi de Prusse, appareil dont les avantages paraissent avoir été fort goûtés en Allemagne, si l'on en juge par la fréquence de son emploi.

« Deux plaques carrées longues en fer-blanc ou en tôle sont recourbées en demi-cercle, de manière que, les joignant par leurs bords correspondants, elles forment ou un cylindre ou un cône tronqué selon la forme du membre ; d'un côté elle sont unies en forme de charnière ; de l'autre, le bord d'une des plaques entre dans une rainure que lui présente le bord de l'autre, de telle sorte que le cylindre qu'elles forment peut être ouvert et placé facilement autour du membre malade. La circonférence interne du cylindre doit toujours être un peu plus vaste que la grosseur naturelle du membre. Les surfaces interne et externe des plaques doivent être garnies de cuir. Dans chacune de ces plaques se trouve une ouverture carrée, longue, qui occupe à peu près la moitié de toute leur étendue.

« Dans chacune de ces ouvertures s'adapte un coin de bois couvert d'un cuir doux, un peu excavé à sa surface interne, et remplissant exactement l'ouverture de la plaque. Enfin deux ou plusieurs courroies entourent le cylindre, de telle sorte que fixées à celui-ci près des charnières par des boucles, elles font entrer d'autant plus dans les cylindres les coins qui s'appuient sur les os des deux côtés opposés, qu'on les serre davantage près de la rainure au moyen des boucles dont elles sont munies. De cette manière le membre maintenu solidement n'est véritablement touché que des deux côtés par les coins et est entouré par les autres parties de l'appareil qui ne sont que les supports des coins. Le médecin jugera quels sont les points du membre sur lesquels ceux-ci doivent agir, et comme l'espace qu'ils recouvrent est beaucoup moindre que la circonférence du membre, on peut facilement éviter de comprimer les parties où sont situés les gros nerfs, les gros vaisseaux et les muscles les plus importants. Lorsqu'il existe de trop larges intervalles entre le cylindre et le membre, on peut les remplir avec des compresses. » (*Journal des progrès*, tome X, p. 257.)

Cet appareil paraît maintenir les fragments dans une mobilité suffisante et remédier convenablement aux troubles produits dans la fonction du membre. Nous voyons, aidé de cet appareil, un malade porteur d'une pseudarthrose du fémur très-mobile, faire à pied, soutenu seulement par un bâton, un trajet de 20 milles. Un autre portait une pseudarthrose de l'humérus : par l'emploi de cet appareil, le bras remplissait toutes les fonctions comme à l'état normale. (*Id.* p., **257**.)

Obs. — Homme de 63 ans. Pseudarthrose du fémur tiers moyen. Avec un simple appareil à attelles, il pouvait marcher avec la plus grande facilité.

Une dame avait une pseudarthrose qui avait résisté à la cautérisation et à la résection ; la marche était facile, grâce à un appareil palliatif (*Americ. journ.*, Henry Smith. (G.)

J. James a vu les fonctions du bras ne subir aucune altération par suite d'une pseudarthrose à laquelle on remédiait à l'aide d'un appareil palliatif.

Obs. — Pseudarthrose de l'humérus tiers moyen. Une sorte de capsule permettait l'usage du membre au point que les muscles atrophiés devinrent forts et puissants grâce à l'exercice que rendait possible l'usage d'un appareil palliatif. (J. Paul. *Conservative Chirurgie der Glieder*; Breslau, 1864. (G.)

Obs — C. Linton a vu un Arabe portant une pseudarthrose de l'humérus. Il y avait une perte de substance osseuse considérable. Un ruban d'argent circulaire de 6 centimètres et demi de largeur entourait le bras à ce niveau. Ce simple appareil lui permettait de manier un sabre.

J'ai vu, dans le service de M. le professeur Jobert (de Lamballe), un jeune Polonais porteur d'une pseudarthrose au tiers supérieur de l'humérus. Cette pseudarthrose était consécutive à un coup de feu. Elle était très-mobile. Un brassart en cuir, une sorte de gouttière appliquée sur la face interne du bras et serrée avec deux courroies, permettait quelques mouvements au bras et ne remédiait qu'imparfaitement à l'infirmité.

Le malade sortit de l'hôpital au moment où M. Jobert de Lamballe se proposait d'appliquer la méthode du séton.

Tels sont les procédés palliatifs que nous avons vu employer pour remédier aux pseudarthroses. Les bénéfices qu'en ont retirés souvent les malades, doivent nous encourager à les appliquer de nouveau. En produisant dans la pseudarthrose l'immobilité, d'une si grande importance au point de la cure radicale, ils méritent d'être pris en sérieuse considération, à titres d'adjuvant d'autres méthodes.

L'ingénieuse application qu'a faite de la gutta-percha M. Ulysse Trélat, pour remédier aux fractures de la rotule nous a suggéré l'idée d'appliquer la même substance à la confection d'appareils palliatifs pour les pseudarthroses. Il ne m'a pas été donné de faire l'application d'un appareil, que je me borne seulement à décrire parce qu'il me paraît satisfaire à plusieurs des conditions essentielles des appareils palliatifs, en général appliqués à ces lésions.

Nous supposons que la pseudarthrose siége à l'humérus. Je place les fragments dans la position qui me paraît le plus rapprocher l'humérus de son état normal. J'entoure le bras au niveau de la

pseudarthrose d'un manchon de gutta-percha. Avant l'entière so-
lidification, je détache cet appareil par deux incisions latérales ou
inféro-supérieures, de manière à avoir deux gouttières qui juxtapo-
sées reproduisent le manchon. Les valves étant complétement des-
séchées, pour les appliquer, je les maintiendrai avec deux courroies
garnies de boucles.

Comme on le voit, ce n'est qu'une modification des appareils que
nous avons précédemment décrits. L'avantage qu'il me paraît avoir
sur les autres, c'est que se moulant parfaitement sur les déforma-
tions, les saillies dont les pseudarthroses sont souvent le siége, par
suite d'un chevauchement ou des productions osseuses nouvelles, il
assure plus exactement l'immobilité. Il est bien difficile de ne
pas reconnaître à cette substance appliquée aux appareils palliatifs des pseudarthroses, les mêmes avantages qu'a fait ressortir
M. Trélat de son emploi dans les fractures de la rotule, où l'immobilité des fragments est une des conditions premières à remplir.

CHAPITRE II

TRAITEMENT MÉDICAL.

Sans cette dénomination nous comprenons l'étude de toutes les
médications internes auxquelles les chirurgiens ont attaché plus
ou moins de valeur, soit pour hâter la consolidation des fractures,
soit pour la produire même quand elle résistait à tous les moyens
et qu'une pseudarthrose était établie.

Saucerotte prescrivait dans ce but de la tisane de garance, Albu-
gerig, Avicenne attribuaient à une espèce de bitume naturel appelé
mumie, la propriété de calmer la douleur dans les fractures et d'en
hâter la consolidation. Malgaigne à qui nous empruntons ces cu-
rieux renseignements, rapporte le fait suivant :

Observat. — Une femme avait une fracture de jambe, il lui administra l'infusion de goudron. La consolidation, jusque-là retardée, finit par s'établir.

Sans conclure à l'efficacité spéciale de la substance, l'auteur ne lui assigne au contraire d'autre rôle que celui d'agent tonique.

Les sels à base de chaux paraissent aussi avoir joui d'une certaine vogue. Fabrice de Hilden préconise l'emploi d'une pierre dite *ostéocolle.* Les doutes émis par Malgaigne touchant l'origine de cette substance nous ont engagé à faire quelques recherches à ce sujet. Nous devons à notre excellent ami F. Vigier, interne en pharmacie des hôpitaux de Paris, les renseignements suivants qu'il a bien voulu nous communiquer.

D'après les auteurs de la pharmacopée universelle (article *Ostéocolle*), on donnerait ce nom à une concrétion cylindroïde creusée d'une cavité longitudinale que remplit ordinairement un calcaire plus grossier que celui des parois.

Les auteurs du dictionnaire des drogues prétendent que ce nom d'*ostéocolle* est donné à la variété de chaux carbonatée, connu sous le nom de *chaux carbonatée cvncrétionnée incrustante.* Ce sel en solution dans certaines eaux naturelles, dites pétrifiantes, a joui d'une certaine réputation pour favoriser la formation du cal dans les fractures. Ce sel est maintenant inusité.

M. Nélaton, en nous parlant (*Traité de path. chirurgicale*) des propriétés singulières de l'*herba ossifraga*, nous fait remarquer que les naturels du pays, pour remédier au ramollissement des os qui survient chez les animaux qui ont mangé de cette plante, leur donnent des os calcinés. N'est-ce pas les sels calcaires qui agissent dans cette médication dictée par l'empirisme?

MM. Gosselin et Alph. Milne Edwards fils ont publié des observations constatant l'heureuse influence sur la formation du cal du phosphate de chaux administré à l'intérieur.

Paul (*Conservative Chirurgie*) doit un succès à l'administration, pendant une semaine, de ce médicament donné à un enfant rachitique atteint d'une pseudarthrose du fémur; dans deux cas cependant, il a vu ce traitement rester sans résultat.

Obs. — Femme d'une constitution faible ; fracture de cuisse non consolidée huit mois après l'accident. Quatre fois par jour, on administra de l'eau de chaux additionnée de quinze gouttes acide phosphorique. Guérison en trois semaines (G.).

Obs. — Homme de 45 ans. Pseudarthrose du fémur datant de six semaines. La même potion est prescrite. Aucun appareil n'est appliqué. Quatorze jours après, à la suite du traitement, la marche est possible (G.).

Parmi les sels de chaux employés, nous trouvons encore signalé par les auteurs le *muriate de chaux*. Les exemples que nous venons de rapporter sont suffisants pour autoriser l'emploi de ces agents à titre d'adjuvants. Dans le cas d'altération osseuse générale, le rachitisme par exemple, nous le croyons très-utile pour subvenir aux frais de la réparation osseuse.

Le mercure paraît avoir produit quelquefois la consolidation de fractures dont la guérison se faisait attendre.

D'après Malgaigne, Fleury prescrivait au Val-de-Grâce le mercure jusqu'à salivation dans tous les cas de non-consolidation. Mais c'est surtout en Angleterre qu'on compte de nombreux partisans de cette médication.

Colles lui doit de nombreux succès et la prescrit toujours.

Obs. — Femme de 28 ans, robuste. Pseudarthrose de l'humérus partie moyenne. Traitée sans succès par divers procédés pendant six mois. Quatre semaines après avoir retiré le séton, on prescrit le mercure trois fois par jour jusqu'à salivation. En même temps un brassard de cuir est appliqué au niveau de la pseudarthrose. Un mois après, la guérison est obtenue.

Gurlt, à qui nous empruntons cette obversavation, la fait suivre des réflexions suivantes qui nous paraissent des plus judicieuses : « Je crois que le brassard a fait plus pour la guérison que la médication interne. Cette opinion me paraît d'autant plus fondée que, trois mois après la guérison, la même malade se fracture le bras au-dessous de la première fracture et guérit dans le temps ordinaire, avec l'application du même appareil. »

D'après Norris, Stephen Hammick compterait quelques succès dus au mercure.

Arnolt et Ch. Hawkins n'ont jamais vu échouer cette médication.

Obs. — Un matelot avait depuis un mois environ une pseudarthrose de la jambe. On s'aperçut de la présence d'antécédents syphilitiques. Le mercure est prescrit, et la consolidation survint avant la salivation.

Un autre sujet bien portant et sans antécédents syphilitiques a une pseudarthrose datant de dix-sept semaines. Traitement local par frictions mercurielles camphrées jusqu'à produire la salivation. Guérison rapide (G.).

Malgré tous ces faits qui semblent favorables au traitement mercuriel pour guérir les pseudarthroses, n'oublions pas que, des causes productrices de ces lésions, la syphilis est du nombre. Le mercure, combattant cette affection générale, pourrait bien dans ce cas produire la guérison par un mécanisme qui exclurait toute idée d'action spéciale comme méthode générale de traitement. La difficulté qu'on a le plus souvent pour constater des manifestations syphilitiques sur les sujets des observations, nous impose la plus grande réserve à l'égard de ces prétendus exemples donnés comme concluants. Il serait néanmoins injuste de contester l'action altérante d'un agent comme le mercure sur le tissu osseux. Pour résumer notre opinion au sujet de la médication mercurielle comme moyen de traitement général des pseudarthroses, nous avouons que de nouveaux faits, rigoureusement analysés, sont nécessaires pour porter un jugement.

CHAPITRE III

TRAITEMENT CHIRURGICAL.

En réfléchissant au mode d'action des nombreux procédés appliqués à la cure radicale des pseudarthroses, il est aisé de se convaincre que, pour la plupart d'entre eux, ils s'adressent spécialement et non exclusivement à une des parties constituant la fausse articulation. 1° C'est en effet en agissant spécialement sur les extrémités articulaires que la résection guérit ces lésions ; 2° le séton s'adresse surtout aux parties environnantes pour faire les frais de la réparation osseuse ; 3° c'est enfin par un mode d'action plus général et plus difficile à localiser qu'agissent les vésicatoires, l'immobilisation et l'extension permanente. Partant de ces considérations, nous nous sommes demandé si nous ne pouvions pas grouper les nombreux procédés, de manière que chaque groupe corresponde à une de ces trois divisions que nous venons d'établir.

Premier groupe. — Les procédés rangés dans cette division agissent d'une manière générale sur toutes les parties constituantes de la pseudarthrose ; leur emploi est exempt de terminaison fâcheuse :

a. Cautérisation de la peau ;

b. Teinture d'iode sur la peau ;

c. Vésicatoire ;

d. Électricité ;

e. Extension permanente ;

f. Immobilisation et compression.

Deuxième groupe. — Les parties intermédiaires aux fragments, les parties molles de la pseudarthrose, sont surtout intéressées :

a. Acupuncture ;

b. Scarification des parties intermédiaires par la méthode sous-cutanée ;

c. Rupture sous-cutanée de ces parties ;

d. Séton.

Troisième groupe. — Les extrémités des fragments sont intéressées spécialement :

a. Frottement des fragments ;

b. Grattage des fragments ;

c. Cautérisation des fragments ;

d. Perforation et corps étrangers enfoncés dans les fragments

e. Résection.

Je n'ignore pas tout ce qu'a d'imparfait une méthode aussi exclusive de classer les procédés opératoires. On n'en est plus aujourd'hui à localiser, en effet, le travail qui préside à la réparation des fractures dans tel ou tel tissu. On sait que toutes les parties y concourent. Je n'ai suivi cette classification qu'en vue de mettre dans l'exposé des procédés un ordre plus rationnel que celui tiré de leur degré de gravité par exemple. Un avantage en ressortira d'ailleurs, celui de nous permettre de porter un jugement comparatif de ces trois principales méthodes qui, je ne saurais trop le répéter, ne me paraissent pas devoir être absolument distinctes par des caractères nettement tranchés.

PREMIER GROUPE.

A. *Cautérisation de la peau.* — La cautérisation de la peau au niveau de la pseudarthrose produite par le cautère actuel ou les caustiques paraît compter quelques succès.

Hartshorne a observé en 1811 une pseudarthrose siégeant au tiers supérieur de l'humérus chez un homme de 24 ans. La fausse articulation datait de cinq mois. La guérison fut obtenue en trois. Le caustique de Vienne avait été employé.

Kirkbride (*Arch. gén. de méd.*, t. X, p. 250) employa le cautère actuel ; l'inflammation fut intense et la guérison rapide.

Les statistiques de Gurlt nous donnent quatre cas, dont deux succès et deux insuccès. Le siége de la pseudarthrose était deux fois sur le bras, une fois sur la cuisse, une fois sur la jambe.

B. *Teinture d'iode sur la peau.* — On a employé la teinture d'iode en badigeonnant la peau au niveau de la pseudarthrose. Prétendre que dans ce cas l'iode a produit la consolidation par son action résolutive spéciale serait, je crois, peu conforme à la vérité ; nous préférons lui accorder dans ce cas le rôle de simple topique irritant qui la rapproche de celui que jouent le cautère, le vésicatoire employés dans les mêmes conditions, et de celui joué par l'érysipèle dans l'observation rapportée par Seerig.

Obs. — Jeune homme de 28 ans. Ostéomalacie antérieure. Se fracture la cuisse droite dans une attaque d'apoplexie. Treize semaines après l'accident, aucune consolidation n'est obtenue. On badigeonne la peau avec de la teinture d'iode et, trente-cinq jours plus tard, la consolidation est parfaite. Un an et demi après, nouvelle fracture au tiers inférieur de la jambe. Neuf semaines plus tard la consolidation est très-faible. On applique de la teinture d'iode et la guérison s'obtient après une semaine. Plus tard, une nouvelle fracture survenue à l'humérus sur le même sujet fut guérie par le même procédé (G.).

Willoughby se servit d'un mélange de deux parties d'eau de chaux et une partie de teinture d'iode. En huit semaines la guérison fut obtenue.

D'après les statistiques de Gurlt, sur un relevé de vingt-neuf cas, il y a dix-neuf guérisons et dix insuccès. (Voy. tableau p. 127.)

L'application de la teinture d'iode a été faite tous les jours, et la durée du traitement a varié de huit jours à onze semaines. Au premier abord, ces résultats semblent plaider en faveur de la méthode, mais ils perdent beaucoup de leur valeur si on réfléhit à ceci, que la plupart des succès rapportés appartiennent plutôt à de simples retards de consolidation qu'à des pseudarthroses réellement constituées. En effet, sur ces dix-neuf cas, une seule fois la fracture datait de cinq mois, et encore a-t-elle exigé quatre mois de traitement. Quant aux autres cas, leur ancienneté varie entre quinze et sept semaines, et rien ne nous autorise à conclure d'après ce petit laps de temps écoulé depuis la fracture, qu'une pseudarthrose était formée. Néanmoins nous devons ajouter que, dans deux cas, le succès n'est pas contestable ; la pseudarthrose datait de six mois, et la guérison n'exigea pas plus de huit semaines de traitement.

Nous ne devons pas omettre de signaler l'immobilisation de la pseudarthrose, combinée avec le traitement que nous venons d'étudier. L'importance de cette immobilisation employée isolément doit nous rendre encore moins enthousiaste à l'égard d'un procédé que les statistiques nous présentaient sous un jour si favorable.

C. *Vésicatoire.* — M. Walker, d'Oxford, proposa, vers 1815, les vésicatoires répétés au niveau de la pseudarthrose pour exciter, disait-il, une inflammation adhésive. (*Recueil périodique de la Société de médecine*, t. LII.)

Dans un cas qu'il rapporte, le sujet est un vieillard qui fut guéri par ce procédé d'une pseudarthrose de la jambe.

Si nous ne partageons pas entièrement son opinion au sujet de l'efficacité réelle des vésicatoires, quand, comme il le dit lui-même, « la consolidation est empêchée par l'interposition d'une substance membraneuse entre les fragments, » nous le croyons plus volontiers quand il en préconise l'emploi dans « l'état de relâchement et d'inertie des parties. »

Le fait qu'il rapporte d'une fracture d'avant-bras non consolidée *depuis quelques semaines*, et guérie par ce procédé, nous laisse des doutes sur l'existence réelle dans ce cas d'une pseudarthrose véritable.

Brodie (*Journal général de médecine*, t. II, p. 340) paraît avoir obtenu de bons résultats de cette méthode pour des fractures de date peu ancienne.

Ainsi, aucun fait ne vient témoigner du succès de la méthode pour de véritables pseudarthroses. Ce sont toujours des fractures de date peu ancienne qui ont servi à l'expérimentation.

D. *Électricité.* — Nous ne connaissons qu'un seul exemple où l'électricité seule sans acupuncture ait été employée ; il appartient à Birch, de Londres.

Obs.—La pseudarthrose datait de treize mois. Chaque jour on fait passer un courant électrique dans le sens longitudinal et transversal. Un appareil à fractures est appliqué. En deux semaines, amélioration sensible. En six semaines, guérison.

On comprend facilement les réserves que nous impose ce fait unique, pour porter un jugement sur la méthode.

Avant d'entreprendre l'étude des procédés qu'il nous reste encore à examiner dans cette première division, nous devons signaler l'emploi des sinapismes que Malgaigne propose d'appliquer autour de la pseudarthrose, en vue de produire une excitation plus grande.

C'est au même titre d'ailleurs qu'agissent les lotions excitantes, d'eau-de-vie camphrée, de décoction de roses de Provins, dont M. Jobert (de Lamballe) a fait un si fréquent usage dans le traitement des fractures, et que pour notre part nous lui avons vu donner les résultats les plus avantageux dans certains retards de consolidation.

Envisageant l'ensemble des moyens thérapeutiques que nous venons de passer en revue, nous les voyons tous, à des degrés différents, tendre vers un but que la nature a produit spontanément dans le cas rapporté par Seerig, où un érysipèle du membre affecté de pseudarthrose suffit pour produire la guérison de celle-ci. En effet, par l'excitation qu'ils produisent, ils activent la circulation, peuvent amener depuis la congestion jusqu'à l'inflammation des tissus environnant la pseudarthrose. On comprend aisément quelles ressources trouve la réparation osseuse dans des tissus ainsi préparés. Nous serions donc fondés à grouper ces divers procédés qui produisent cet état morbide sous le nom générique de médication excitante. Quant à cette méthode en elle-même, nous croyons qu'elle triomphera plutôt de simples retards que de pseudarthroses véritables.

E. *Extension permanente.* — *Immobilisation.* — *Compression.* — Nous réunissons à dessein ces trois modes de traitement parce que c'est plutôt de leur emploi combiné que de chacun d'eux isolément que dépend le succès qu'on leur attribue avec juste raison.

Si nous nous rapportons aux conditions principales du traitement des fractures, nous les voyons réduites aux trois principes suivants :

1° Affrontement des surfaces fracturées ;

2° Les maintenir affrontées ;

3° Favoriser l'afflux des liquides réparateurs.

Pour obtenir ces trois conditions principales, nous avons, correspondant à chacunes d'elles : l'extension, l'immobilisation, la compression.

Appliquant ces données au traitement des pseudarthroses, rien n'est plus logique. Seulement l'affrontement des surfaces fracturées exige ici une opération préliminaire qui a pour but de remédier au chevauchement, l'extension immédiate ne permettant pas d'en triompher comme dans une fracture récente. Les nouvelles connexions qu'ont contractées les fragments avec les tissus exigent une extension graduelle qu'on obtient par l'extension permanente.

Parmi les moyens d'effectuer l'extension permanente, nous signalerons les deux appareils imaginés par M. Laugier, et celui tout récemment appliqué par M. Le Fort.

Nous devons à l'obligeance de M. Laugier les dessins que nous en donnons à la fin de ce travail. Il a bien voulu nous permettre en effet de les reproduire d'après l'original déposé dans son service de l'Hôtel-Dieu.

Quant à l'appareil de M. Le Fort, dont nous reproduisons également le dessin, c'est sur ses indications que la figure en a été exécutée.

L'immobilisation de la pseudarthrose a dans certains cas suffi à elle seule pour amener la guérison.

Obs. — Un homme de 40 ans portait, depuis un an environ, une pseudarthrose de la jambe. Forcé de garder le lit à cause d'une maladie qui était survenue, il vit une consolidation parfaite de sa pseudarthrose succéder à ce repos forcé de six semaines.

Les appareils inamovibles remplissent pour la plus grande part, à des degrés divers, l'indication d'immobiliser la pseudarthrose ; tous comptent des succès. L'appareil dextriné, d'après M. Velpeau, jouirait d'une efficacité incontestable.

Quand la pseudarthrose siége au fémur ou à l'humérus, nous croyons que la plus sérieuse garantie de succès tient à l'immobilisation du tronc en même temps que celle des fragments. Les gouttières de Bonnet (de Lyon) nous paraissent dans ces cas particuliers d'une indication essentielle.

Obs. — Femme âgé de 39 ans, qui a déjà eu une pseudarthrose de la cuisse ; elle se fracture l'humérus. Deux mois après, la guérison n'étant pas obtenue, on applique un appareil dextriné. Guérison.

Obs. — Une fracture de l'humérus datant de trente mois n'était pas consolidée, malgré les soins éclairés de plusieurs chirurgiens et l'emploi de divers appareils. Appareil dextriné pendant deux mois. Guérison.

M. Velpeau, à qui nous empruntons ces exemples, nous assure avoir réussi avec l'appareil dextriné pour une pseudarthrose du fémur datant de dix mois. Il croit que le plus grand nombre est susceptible de guérir sans autre opération.

Thierry, employant l'appareil dextriné, a guéri une pseudarthrose en deux mois.

Dupuytren et Bérard aîné comptent aussi des succès pour l'emploi des appareils inamovibles.

Sans nous croire autorisé à admettre que l'immobilisation seule suffit le plus souvent, nous croyons néanmoins que le chirurgien a entre les mains un des moyens les plus efficaces et les plus inoffensifs. Nous croyons d'autant plus volontiers l'immobilisation capable de produire la guérison, que nous la voyons dans les articulations normales produire un certain degré d'ankylose. Tout en ne méconnaissant pas cependant les différences essentielles qui distingent ces deux conditions, normale dans un cas, morbide dans l'autre, rappelons encore que l'immobilisation du tronc est une des conditions de succès la plus importante.

Obs. — Un enfant de 11 ans a l'humérus écrasé immédiatement au-dessous de l'insertion du graud pectoral. Un grand nombre d'esquilles sortirent par des fistules qui se refermèrent plus tard. Après cinq mois, on applique un appareil à attelles ; les fragments ne se consolident pas. Bandage amidonné pendant un mois et demi, sans aucun résultat. M. Bonnet emploie alors la cuirasse de son invention, et la consolidation s'obtient en six mois. (*Gazette médicale*, 1837.)

Boyer a obtenu des succès de l'extension permanente combinée avec l'immobilité.

Malgaigne voit dans l'atrophie du membre, fait qui n'est pas rare quand il est le siége d'une pseudarthrose, une contre indication à l'emploi d'appareils inamovibles le recouvrant entièrement; il propose dans ce cas des attelles fixées avec des bandelettes de diachylon qui permettent le contact de l'air, tout en assurant l'immobilité.

La compression des fragments exerce aussi l'influence la plus heureuse sur la consolidation des fractures. Appliquée au maintien des fragments des pseudarthroses, elle peut, combinée avec les moyens que nous venons d'étudier, l'extension permanente et l'immobilisation, produire leur guérison.

Amesbury rapporte 16 cas d'application de ce procédé. La date de la fracture remontait à deux ou seize mois. La guérison fut obtenue dans un temps variable de trois à dix semaines, il constate deux insuccès, un pour l'humérus et l'autre pour le fémur, il les attribue à l'extrême mobilité de la pseudarthrose.

L'appareil à vis de Malgaigne peut suffire pour produire cette compression des fragments. Amesbury pratique la pression locale, dans le but de provoquer une excitation suffisante pour procurer l'absorption de la substance fibreuse développée entre les fragments. Il comprime le plus ordinairement les fragments dans le sens transversal, soit en serrant un peu l'appareil ordinaire composé d'attelles maintenues par des courroies et des boucles, soit en y joignant un appareil accessoire, sorte de tourniquet, dans lequel la pression s'exerce à l'aide d'une vis. Quelquefois la pression s'exerce dans le sens de la longueur. Pour l'humérus, il soulève le coude à l'aide d'une écharpe courte, pour la jambe il emploie une courroie embrassant la semelle et se bouclant à un bracelet fixé au-dessus du genou.

Dans tous les cas, il pousse cette pression jusqu'à la douleur, en vue de produire une excitation plus efficace.

D'après les statistiques de Gurlt, sur 78 cas où l'immobilisation a été combinée avec la compression des fragments, il y a eu 33 guérisons, 2 améliorations et 43 insuccès. (Voy. tableau, pag. 127.)

L'extension permanente a donné des résultats plus remarquables : sur 19 cas, on compte 14 succès et 5 insuccès.

<pre>
    Humérus........ 2. Succès, 1 ; insuccès, 1.
    Fémur......... 14.   —   11   —   3
    Jambe .... 1.   —   1   —   »
    Avant-bras..... 2.   —   1   —   1
</pre>

Si la supériorité d'un procédé se juge d'après les conditions défavorables où on l'expérimente, nous devons remarquer que, pour les pseudarthroses de la cuisse qui sont des plus rebelles, les succès sont dans la proportion de 11 sur 14.

La durée du traitement par l'extension permanente a été de deux ou trois mois.

Ainsi l'extension permanente donne des résultats très-avantageux. Mettant les fragments exactement en rapport, elle contribue pour une large part à amener la consolidation de la fracture; mais est-ce à dire pour cela que son rôle se borne à cet effet? Nous ne serions pas éloigné de nous expliquer son mode d'action par les lésions sous-cutanées qu'amène nécessairement une extension permanente. Nous croyons qu'un degré d'irritation survient dans la pseudarthrose et amène sa guérison. Nous nous proposons d'ailleurs de revenir sur ce point en traitant d'un cas où l'extension a été appliquée, combinée avec le frottement des fragments.

En terminant cet exposé des moyens thérapeutiques appartenant au premier groupe, nous avons cru qu'il ne serait pas inutile de rechercher la part de succès et de revers qui lui appartient.

Sur 128 pseudarthroses traitées par les divers procédés exposés jusqu'à présent, nous comptons 68 guérisons et 60 insuccès.

Si nous remarquons que les cas où on avait affaire à une non-consolidation plutôt qu'à une pseudarthrose sont nombreux, nous sommes bien conduits forcément à constater le peu d'efficacité qu'ils nous offrent, si ce n'est à titre d'adjuvants d'autres procédés que nous allons étudier.

Second groupe.

A. *Acupuncture.* — En 1837, Malgaigne avait essayé déjà d'introduire, entre les fragments d'une pseudarthrose, des aiguilles à acupuncture dans le but de produire une inflammation favorable à la réunion des fragments. La pseudarthrose siégeait au quart inférieur du fémur et était tellement serrée, que, sur 36 aiguilles enfoncées, il ne put en faire pénétrer une seule.

Wisel paraît avoir réussi pour une pseudarthrose de l'avant-bras qui datait de neuf semaines.

Obs. — Il fit d'abord passer entre les deux fragments du cubitus deux aiguilles assez longues pour traverser de part en part la fausse articulation. Laissées à demeure pendant six jours, elles furent retirées ensuite; leur présence détermina un gonflement et une douleur considérables. Quinze jours plus tard, il en fit autant pour le radius. Un bandage simple fut appliqué, et six semaines après la consolidation était complète.

Nous empruntons aux *Mémoires de la Société de chirurgie* l'observation suivante due à Lenoir; les détails qu'elle renferme nous paraissent résumer le procédé opératoire.

Obs. — Pseudarthrose du fémur droit ayant résisté au frottement des fragments, à l'extension permanente. Lenoir, ne voulant appliquer ni le séton, ni la résection, vu les dangers que présentent ces moyens, songe alors à un autre semblable au séton, ayant sur lui l'avantage de pouvoir être disséminé dans une assez grande étendue et d'être, pour ainsi dire, dosé dans son application, par la possibilité d'augmenter ou de diminuer, selon les indications, le nombre des agents employés pour le produire. Le malade est placé sur un lit mécanique, pour qu'il conserve une immobilité parfaite, tout en satisfaisant ses besoins naturels. Appareil à extension. Les six premières aiguilles furent enfoncées sept mois et quelques jours après la fracture; elles avaient 4 pouces de longueur et étaient terminées par une tête. J'en dirigeai la pointe le long de la face interne du fragment supérieur, et, remontant de l'extrémité à la base de ce fragment, je ne mis qu'un demi-pouce d'intervalle entre chaque. Contre mon attente, quoique les enfonçant jusqu'à la tête, je ne rencontrai aucun obstacle dans cette introduction ; cela tenait sans doute à ce qu'il existait un intervalle entre les fragments. L'extraction opérée par l'appareil n'avait eu d'autre effet que de réduire la fracture suivant la longueur du membre et non suivant son épaisseur. Cet écartement des fragments est une condition favorable à l'opération, et je crois qu'on doit toujours le produire quand il n'existe pas. Les quatre aiguilles restèrent en place pendant six jours ; leur présence détermina d'abord de la rougeur à la peau, puis la production d'un peu de pus qui se montra autour des aiguilles et qui les rendit mobiles ; enfin, un léger gonflement et de la douleur dans l'épaisseur du membre. Tout cela m'indiqua que l'inflammation s'était développée et qu'il était temps de retirer les aiguilles. Je les replaçai au-dessus des premières piqûres, en suivant toujours la direction du fragment supérieur et laissant entre elles le même intervalle. Mêmes phénomènes. Les aiguilles sont retirées au bout de cinq jours. (Diète, cataplasmes). Quand le gonflement inflammatoire fut arrêté, je rapprochai l'un de l'autre les deux fragments et je me servis pour cela de deux attelles serrées avec des courroies de cuir autour de la cuisse. Tout l'appareil resta en place vingt-trois jours ; il n'y a aucune tendance au déplacement, mais néanmoins la mobilité persiste. Le même appareil est appliqué pendant trente-cinq jours ; le cal paraît solide ; l'appareil est enlevé. Raccourcissement de 2 centimètres. Guérison treize jours après.

Nous trouvons dans les tableaux statistiques de Gurlt de nombreux exemples d'application de ce procédé. Il ne nous est pas possible de préciser le nombre des aiguilles à employer, il dépend en effet de l'étendue des surfaces de la pseudarthrose. Quant à la durée de leur séjour au sein des tissus, nous croyons qu'elle doit être subordonnée à la susceptibilité individuelle. La conduite de Lenoir nous paraît devoir être imitée : on retirera les aiguilles aussitôt que des signes d'inflammation se montreront dans la fausse articulation. L'extension permanente préalable, sur laquelle Lenoir insiste avec raison, en permettant l'introduction plus facile des aiguilles, a l'avantage de mettre les surfaces fracturées en rapport et de remédier ainsi au raccourcissement consécutif au chevauchement des fragments. Elle doit donc être un complément indispensable de l'acupuncture, toutes les fois que son indication ressort de la position réciproque des extrémités. Nous devons aussi mentionner l'application de l'acupuncture combinée avec l'électricité. Des secousses électriques imprimées aux aiguilles ont paru devoir amener un degré d'irritation plus rapide. Les faits sont en trop petit nombre pour reconnaître à cette méthode une supériorité sur l'acupuncture simple.

D'après Gurlt, 13 cas ont donné 8 guérisons, 2 améliorations et 3 insuccès. (Voy. tableau, pag. 127.)

B. *Scarification des parties intermédiaires par la méthode sous-cutanée.* — Dans le but de produire une inflammation favorable à la formation du cal dans les pseudarthroses, on a proposé de produire au milieu des tissus, des lésions par l'instrument tranchant, tout en profitant des bénéfices de la méthode sous-cutanée. Le ténotome introduit au sein des parties molles, les a lacérées dans diverses directions et surtout dans le sens de la longueur. Les préceptes qui doivent présider à cette opération ne doivent pas nous arrêter longuement, on comprend qu'ils varient avec le siége de la pseudarthrose, et ses rapports avec les vaisseaux et nerfs principaux.

Blandin, qui a fait usage de ce procédé, vit des abcès se former à la suite d'une inflammation violente et la guérison fut longtemps compromise.

Gurlt a trouvé les résultats statistiques suivants :

9 cas, 2 guérisons.

C. *Rupture sous-cutanée des parties intermédiaires.* — Le but qu'on se propose est le même que dans la méthode précédente, le moyen seul est différent. Comme tout à l'heure on cherche à produire des lésions sous-cutanées.

Des manœuvres violentes exercées sur cette articulation anormale ont donné des succès en produisant des déchirures suivies d'inflammation dans les parties ligamenteuses.

Bérard dans une de ses thèses de concours nous rapporte le fait du citoyen Derrecagaix qui fut guéri par ce **procédé** :

Quand nous étudierons le frottement des fragments l'un contre l'autre proposé comme moyen curatif des pseudarthroses, nous verrons que les succès invoqués le plus souvent en faveur de cette méthode pourraient bien être attribués à celle-ci. Comment concevoir en effet que ce frottement des fragments continué jusqu'à usure des surfaces ne soit pas suffisant pour léser les parties molles intermédiaires ?

En examinant les faits rapportés par Gurlt, nous voyons, le plus souvent, un craquement signalé comme indice d'une lésion produite dans la pseudarthrose.

16 cas, 11 succès (Gurlt).

Si nous rapprochons ces résultats de ceux obtenus par la méthode précédente, il est aisé de voir que la supériorité reste à cette dernière. (Voy. tableau, pag. 127.)

D. *Séton*. — Cette méthode compte de trop nombreux succès, et a encore un trop grand nombre de partisans pour que nous lui refusions une étude spéciale avec quelques développements.

Il ne sera pas sans intérêt, je crois, avant d'entrer en matière, d'examiner rapidement les idées théoriques qui ont présidé à l'application des divers procédés opératoires par le séton.

Certains auteurs croient que le séton est destiné à agir surtout sur les extrémités des fragments en les irritant. Dans ce cas, il surviendrait une ostéite suivie d'une exfoliation ; il se ferait un bourgeonnement et les os se souderaient.

M. Jobert (de Lamballe) employant le séton, se propose d'obtenir une irritation du périoste seulement, de manière à produire un épanchement de lymphe plastique indispensable pour la réunion osseuse.

Malgaigne est moins exclusif à l'endroit de la localisation de la partie sur laquelle le séton doit agir. D'après ce savant chirurgien, le séton agirait en irritant indistinctement toutes les parties de la pseudarthrose et produisant l'épanchement d'une lymphe organisa-

ble venant de tous les tissus de la pseudarthrose. Ces diverses opinions émises sur le mode d'action du séton ont donné lieu à diverses indications dans la durée du traitement. Pour ceux qui se pro-
posent de produire un bourgeonnement des extrémités osseuses, on
comprend qu'ils laissent appliquer le séton pendant un temps plus
long que ceux qui ont seulement en vue une excitation, soit du périoste, soit des parties molles indistinctement. Nous verrons que chacune de ces théories compte des succès en sa faveur. Néanmoins, et
sans préjuger en rien des résultats qui naîtront des statistiques com-
parées des deux procédés, nous nous rangeons volontiers à l'opinion
de Malgaigne. Le rôle des parties molles lésées dans la consolidation des fractures est trop bien établi pour que nous méconnaissions
celui qu'elles sont appelées à jouer dans la guérison des pseudarthroses du moment qu'on les met dans les conditions analogues en les
irritant par le séton.

C'est sans doute pour avoir voulu localiser, dans les extrémités
des fragments, le mode d'action du séton, que Brainard a été conduit à formuler le précepte suivant, que nous ne saurions adopter :
« Qu'on se serve du séton pour maintenir une fausse articulation,
mais non si l'on veut réunir les fragments. » Trop de faits plaident
contre cette opinion pour que nous nous y rangions.

La pseudarthrose peut permettre le passage du séton au travers
des tissus qui la composent, ou bien, les fragments étant dans un
contact intime, ne permettent pas au séton de la traverser.

Chacune de ces conditions a donné lieu à des procédés différents
que nous allons successivement étudier.

D'après Malgaigne ce serait Physic de Philadelphie, qui en 1802
créa la méthode. Cependant Percy en 1799 essaya le séton pour
une fracture non consolidée et comminutive du fémur, dans le but
de favoriser la sortie des esquilles. D'après Bérard, en agissant
ainsi, Percy se proposait deux choses : 1° faciliter la sortie des esquilles et raviver les surfaces fracturées. Ce serait donc, d'après Bérard, Percy qui serait réellement l'inventeur du procédé.

Physic opérant une pseudarthrose de l'humérus, fit faire l'extension pour mettre les fragments en rapport. Il passa entre eux une aiguille à séton armée d'un ruban de soie en ayant soin de s'éloigner des vaisseaux, et choisissant pour les points d'entrée et de sortie les endroits les moins garnis de chair. Le séton fut entretenu pendant cinq mois entiers et retiré seulement quand la consolidation fut assez solide.

Dans un autre cas, pour le fémur, il fit une incision préalable avant de passer l'aiguille et le séton.

Depuis, la conduite de ce chirurgien a souvent servi d'exemple. L'incision préalable semble née de la difficulté qu'on avait à préciser les rapports des fragments avec les troncs vasculaires et nerveux. Peut-être même la condition absolue à laquelle ils se croyaient astreints, celle de mettre les mèches en contact avec l'extrémité des fragments, ont engagé les auteurs à s'aider de l'incision préalable pour en reconnaître la situation.

Obs.—Pseudarthrose du tiers supérieur du fémur datant de 20 mois. L'embonpoint du sujet ne permet pas d'explorer bien exactement l'état des parties. On pouvait bien suivre le fragment supérieur jusqu'à la fracture, mais l'inférieur était caché dans les chairs. L'union entre ces deux fragments était si peu serrée qu'une extension modérée ramenait la cuisse à sa longueur naturelle. Wardrop fit une incision de 5 centimètres environ le long du bord externe du muscle droit et directement au-dessus du fragment supérieur qu'il mit à découvert. L'indicateur porté dans la plaie sert de guide à un bistouri boutonné pour découvrir le fragment inférieur. Le doigt arrive alors sur les parties fibreuses intermédiaires. L'aiguille à séton traverse ces parties. Hémorrhagie artérielle par la partie supérieure de la plaie. Compression pendant une demi-heure, l'hémorrhagie est arrêtée. L'extension permanente ne peut pas être supportée, appareil à attelles. Séton retiré après 21 jours; la consolidation paraissait s'établir quand deux attaques successives d'érysipèle détruisirent le cal : insuccès. (Malgaigne, *Traité des fractures.*)

Il est évident que la règle générale ne peut pas être de pratiquer cette incision latérale. La nécessité dans laquelle on semble se trouver de reconnaître la position des extrémités osseuses disparaît du moment qu'il est reconnu que, pour agir, le séton n'a pas besoin d'être en contact avec les fragments. On ne doit pas perdre de vue d'ailleurs les complications si graves qui viennent entraver la guérison par le procédé du séton, complications dont cette incision préalable ne fait qu'augmenter les chances. Cependant en comparant la méthode sans incision et celle avec incision, les résultats paraissent plaider en faveur de la seconde. Norris a dressé le tableau suivant :

> Incision préalable...... 24 opérés, 17 guéris, 1 mort.
> Sans incision préalable. . 21   —   18   —   1 —

Le danger qui résulte de ces lésions des parties molles dans l'application de la méthode du séton n'avait pas échappé à l'attention des chirurgiens puisqu'ils cherchaient à l'atténuer le plus possible.

Wenhold a guéri un malade à qui il pratiqua une seule ouverture par laquelle il introduisit une mèche entre les fragments. Cependant ce procédé ne nous paraît pas avantageux à cause du clapier purulent qui doit nécessairement en résulter. Ce n'est que dans certains cas particuliers, pour profiter par exemple d'une voie ouverte, que nous croyons qu'on peut en faire l'application.

Obs. — Pseudarthrose du fémur datant de 10 ans. Fistules, carie ; en trois mois la guérison est obtenue par un séton conique introduit par une des fistules. (Portal.)

Ce procédé a encore réussi dans un autre cas de pseudarthrose du fémur.

Quelque peu nombreux que soient les faits pour juger la méthode, ils nous permettent néanmoins de considérer comme rationnelle cette dilatation des trajets fistuleux qui doit agir sur les fragments avec des mèches coniques. L'incision même de ces trajets nous paraît avantageuse, car dans les cas de ce genre il y a le plus souvent altération osseuse, et l'élimination des séquestres favorisée par cette incision ne peut que hâter la consolidation.

Oppenheim se croyant dans la nécessité d'agir à l'aide du séton sur l'extrémité des fragments, imagina sa méthode à double séton, pour rendre plus efficace cette action. Les parties fibreuses qui isolaient les deux fragments lui parurent si étendues que pour agir sur chacun des deux fragments il opéra de la manière suivante :

Obs.—Pseudarthrose de l'humérus ; sur le côté externe il fait une incision de 3 pouces allant jusqu'à l'os ; il introduit une aiguille près de l'extrémité inférieure de la fracture en longeant les limites de la substance osseuse et ligamenteuse ; il la fait ressortir au côté interne ; le séton, composé de quelques fils de soie, fut placé à plusieurs reprises de côté et d'autre et fixé définitivement à l'avant-bras ; il est vrai de dire qu'en agissant ainsi Oppenheim agissait sur une plus grande étendue de parties intermédiaires de la pseudarthrose.

Sommé, d'Anvers, pénétré de l'importance d'agir sur une grande étendue de la pseudarthrose et surtout sur les parties fibreuses intermédiaires, inventa un procédé auquel Malgaigne accorde une supériorité incontestable.

Obs.— Pseudarthrose du fémur, chevauchement des fragments. Il enfonce un long trocart avec sa canule d'abord en bas au côté interne du fragment supérieur ; il le fait ressortir en arrière et un peu au côté externe ; le poinçon est alors retiré et un fil d'argent est porté à travers la canule jusqu'au delà de l'ouverture postérieure. La canule retirée est rajustée sur le trocart ; il introduit de nouveau celui-ci au-dessous et au côté externe du fragment inférieur en le faisant ressortir par la même ouverture en arrière. Le poinçon ôté, l'autre extrémité du fil d'argent fut placée à travers la canule, de telle sorte que les deux bouts du fil se trouvaient en contact en arrière, laissant une anse en avant ; il réunit alors par une incision les deux ouvertures faites en avant par le trocart, et tirant les deux bouts du fil à travers la plaie, il porta l'anse entre les deux fragments, il rapprocha les bords de l'incision cutanée avec un emplâtre agglutinatif ; le membre fut placé dans une boîte à fracture ; à chaque pansement on tirait davantage sur les bouts du fil d'argent, de manière à faire progresser l'anse plus avant dans les chairs ; il ne survint aucun accident ; guérison en six semaines. (Malgaigne, *Traité des fractures*.)

C'est un procédé analogue que celui décrit par Seerig (*Archives, 1839*). Le fil métallique est remplacé par une mèche formée de fils ordinaires.

Obs.— Pseudarthrose du tibia. Deux incisions longitudinales sont faites le long du tibia ; les fragments sont écartés ; une aiguille recourbée en S conduit autour de la masse ligamenteuse intermédiaire d'abord, d'arrière en avant, puis d'avant en arrière et de dehors en dedans, une mèche composée de 12 fils dont les deux bouts furent noués avec le serre-nœud de Graef. Fièvre, douleur le lendemain. La ligature se détache le sixième jour ; tous les jours on la serrait davantage; un mois et demi après la guérison est obtenue.

Dans les deux observations qui précèdent, une chose nous frappe, c'est la rapidité de la consolidation. Il est incontestable que dans les deux cas ce sont indistinctement toutes les parties de la pseudarthrose et surtout les parties intermédiaires qui ont été intéressées par le séton.

Telles sont les diverses applications d'une méthode qui compte de nombreux succès. Les préceptes généraux qui doivent présider à son emploi sont bien simples à formuler. On doit toujours éviter les vaisseaux dans le trajet qu'on fait parcourir à l'aiguille ou au bistouri. On comprend les indications spéciales que réclame chaque pseudarthrose relativement à son siége.

Les substances dont était formé le séton sont variables. Un rapide coup d'œil jeté sur les tableaux statistiques de Gurlt nous montre la mèche à séton ordinaire, des fils de soie, de la charpie, du crin, des fils métalliques employés pour cet usage. Les dimensions du séton n'en sont pas moins variées, depuis celle d'un fil métallique faible jusqu'à des cordonnets composés de plusieurs fils. Quelquefois plusieurs fils réunis, placés d'abord à travers la pseudarthrose, ont été successivement retirés de manière à diminuer progressivement l'épaisseur du séton. Du reste aucune indication spéciale et remarquable ne nous a paru ressortir de la comparaison de ces diverses substances ni de ces diverses dimensions. Il n'en est pas de même de la durée du séjour du séton au sein des parties. M. Fleury, entretenant, dans une de ses séances, la Société de chirurgie d'un cas de guérison par le séton, émettait le regret de voir le manque de règles fixes à ce sujet. L'opinion que M. Jobert (de Lamballe) a toujours cherché à faire prévaloir nous a paru avoir une trop grande importance dans ce point de la question, pour qu'elle ne nous arrête pas quelques instants.

Dans une note lue à l'Académie des sciences, le 16 avril 1860, M. Jobert (de Lamballe) rapporte l'observation suivante, à l'appui de son opinion sur le peu de temps qu'on devait laisser en place le séton.

Obs. — Pseudarthrose de la jambe. Une petite incision est pratiquée au niveau de la ligne de séparation des fragments en dehors et en dedans de la fausse articulation. Une sonde canelée est introduite entre les fragments. Par un mouvement de va et vient elle parvient d'une plaie à l'autre. Un stylet conduit sur la rainure et portant une mèche à séton est passé à travers la pseudarthrose. Pansement à l'eau froide. Suppuration trois jours après. La mèche est retirée après dix jours. La guérison est complète en l'espace d'un mois et demi.

Évidemment, ajoute M. Jobert, il n'y a eu aucune nécrose, aucune exfoliation, et néanmoins le cal s'est formé sous l'influence d'une excitation périostique. La durée du traitement a été bien différente de celle des malades chez lesquels j'ai fait l'application du séton, en le plaçant entre les surfaces des extrémités des fragments; et on le comprend aisément si on réfléchit que, dans le fait précédent, le périoste seul a fourni les moyens de cicatrisation, tandis que, dans les autres cas, il y a eu nécrose et bourgeonnement des bouts de l'os.

Obs. — Le malade a 25 ans et porte une pseudarthrose de l'humérus assez peu serrée. M. Fleury fait deux incisions de 3 centimètres, glisse une mèche plate entre les fragments ; inflammation vive, pus fétide les six premiers jours. La mèche est changée tous les deux jours et retirée définitivement après vingt jours. Guérison quatre mois après l'opération. (Séance de la Société de chirurgie du 13 août 1862.)

Malgaigne considère comme un véritable contre-sens la longue permanence du séton établie en règle générale; à l'appui de son opinion, il invoque le rôle funeste que joue la suppuration dans les fractures compliquées en retardant la consolidation.

Il a trouvé, dans ses recherches statistiques, que

8 à 10 jours de durée du séton sur	4 fractures	ont donné 3 guérisons.
13 à 14 —	sur 2	—	ont donné 2	—
22 à 30 —	sur 4	—	ont donné 1	—
2 à 13 mois —	sur 10	—	ont donné 6	—

C'est-à-dire que, pour un temps supérieur à deux semaines, 14 fractures ont donné 7 guérisons.

Pour une durée de huit à quatorze jours, 6 fractures ont donné 5 guérisons.

L'avantage reste donc à la durée du séjour du séton ne dépassant pas quinze jours.

Gurlt est arrivé à des conclusions un peu différentes, comme le montre le tableau suivant :

DURÉE DU TEMPS pendant lequel le séton est resté.	BRAS.		AV.-BRAS.		CUISSE.		JAMBE.		TOTAL GÉNÉRAL.	
	Total.	Guéris.	Total.	Guéris.	Total.	Guéris.	Total.	Guéris.	Total.	Guéris.
Jusqu'à 7 jours.....	3	2	»	»	»	»	1	1	4 ⎰24	3 ⎱17
De 8 à 14 —	11	6	1	1	4	3	4	4	20 ⎰	14 ⎱
15 à 30 —	4	3	1	1	3	1	4	4	12 ⎰23	9 ⎰19
1 à 2 mois.....	3	3	2	2	3	2	3	3	11 ⎱	10 ⎱
Au-dessus de 2 mois.	8	4	3	3	5	4	3	3	19	14

Il résulte de là que, pour une durée de quinze jours, il y a eu 17 guérisons sur 24 opérés; pour une durée supérieure à quinze jours et ne dépassant pas deux mois, 23 opérés ont donné 19 guérisons.

Au-dessus de deux mois, 19 opérés comptent 14 guérisons.

Concluons donc en adoptant une durée moyenne ne dépassant pas deux mois et pouvant même être réduite à quinze jours. Préciser davantage la durée du séton serait méconnaître les indications formelles qui doivent ressortir à ce sujet de l'état inflammatoire de la pseudarthrose après l'opération, aussitôt que l'excitation est produite suffisamment, quand on a été prévenu par la chaleur, la douleur, la tuméfaction des parties, on doit supprimer le séton.

Il nous reste maintenant à examiner dans son ensemble la valeur de la méthode. Mais auparavant n'omettons pas de signaler que Malgaigne a constaté que la pseudarthrose de la jambe et de l'avant-bras avait plus de tendance à se consolider par l'emploi du séton que celle du fémur et surtout de l'humérus.

Norris prétend que le séton et ses modifications sont plus promptes et d'un succès plus assuré que la résection et le caustique. Oppenheim (*Gazette médicale*, 1837, p. 487) a trouvé que 48 opérations par le séton ont donné 26 guérisons et 22 insuccès; comparant ces résultats à ceux obtenus par la résection, il conclut à la supériorité du premier.

Gurlt a trouvé dans ses relevés 146 opérations par le séton (procédé divers), comprenant 71 guérisons, 58 insuccès et trois morts.

Les succès sont donc presque pour la moitié.

Si à ce résultat qui n'a rien de très-encourageant, on ajoute trois terminaisons funestes, on est autorisé à hésiter devant le choix d'une semblable méthode.

Nous ne devons pas perdre de vue les complications sérieuses qui même, dans des cas heureux, sont venues un instant compromettre le succès, les hémorrhagies au moment de l'opération ou celles consécutives, les érysipèles assez fréquents. Dans quelques cas aussi la douleur a été assez violente pour provoquer une grande agitation dans les premiers jours qui ont suivi l'opération.

Les résultats généraux obtenus par l'ensemble des procédés appartenant au second groupe que nous venons d'étudier, sont les suivants :

184 opérations, 92 guérisons, 73 insuccès, 3 morts.

Ces résultats viennent donner une sanction plus absolue à l'opinion que Malgaigne formule en ces termes : « Les résultats obtenus jusqu'à ce jour éclairent déjà un grand côté de la question du traitement des pseudarthroses; peut-être l'examen du procédé dont s'est servi la nature quelquefois, amènera-t-il un nouveau jour. Dans l'érysipèle, dans ces contusions accidentelles amenant la guérison des pseudarthroses, n'est-ce pas une irritation des parties molles qui a produit la guérison? Dans le cal ordinaire et régulier, n'est-ce pas même les parties molles qui fournissent les matériaux? Pourquoi donc s'attaquer aux fragments, les réséquer, les ruginer, les cautériser? »

Ainsi, s'adresser aux parties molles pour faire les frais de la consolidation et choisir parmi les procédés que nous venons d'examiner, c'est agir d'une manière rationnelle. Les résultats concordants avec ce que la théorie nous faisait pressentir, doivent encore contribuer à nous faire adopter cette méthode.

Troisième groupe. — A. *Frottement des fragments.*

Obs. — Un matelot avait une fracture de l'humérus n'ayant aucune tendance à se consolider. Il se fait une contusion et la guérison survient à la suite des changements qui se firent par ce fait dans le foyer de la fracture (G.).

Obs. Une personne fut lancée violemment hors de sa voiture ; une roue lui passe sur la cuisse au niveau d'une pseudarthrose ; une inflammation violente survient et la guérison en est la conséquence (Amesbury).

Obs. — Homme âgé de 40 ans. Pseudarthrose du fémur tiers inférieur. Raccourcissement de 4 pouces. Il fait une chute de son lit et au même moment il ressent une violente douleur au niveau de la fracture. Cinq mois et demi après avoir été placé sur un plan incliné, la consolidation était obtenue avec un raccourcissement de 2 centimètres à peine (G.).

Obs. — Femme âgée de 28 ans. Pseudarthrose du radius droit. Une poignée de main lui fut donnée avec tant de franchise et de cordialité qu'une vive douleur se manifesta aussitôt dans la pseudarthrose, à tel point qu'elle poussa un cri. Quatre semaines après la guérison était obtenue.

Ce sont là autant d'exemples où des faits accidentels sont venus produire la guérison par des moyens que les chirurgiens ont cherché à imiter plus ou moins en proposant le frottement de fragments comme moyen de traitement.

Dans les cas que nous venons de rapporter, nous sommes loin de prétendre que les fragments seuls ont été irrités et portés l'un contre l'autre au point de raviver les surfaces, comme se le sont proposé certains chirurgiens en adoptant cette méthode. Nous aimons mieux ne voir là qu'une irritation des parties molles de la pseudarthose ayant suffi pour amener la consolidation.

Celse est l'inventeur de la méthode : « Il faut, dit-il, distendre le membre de manière à *opérer quelque lésion*, séparer les fragments avec les mains et les frotter l'un contre l'autre afin de rendre les surfaces raboteuses, de leur ôter leur poli, de ramener le tout comme à l'état récent, en prenant toutefois soin de n'offenser ni les nerfs, ni les muscles. »

Tout en recommandant d'user les fragments, Celse semble pénétré du rôle important que devait jouer cette lésion préalable des parties molles produite par la distension. C'est même cette distension sous-cutanée que nous avons vue déjà constituer une méthode spéciale de traitement. D'après Malgaigne, le premier exemple où le frottement des fragments a été appliqué appartiendrait à Bonn.

Obs. — Homme âgé de 30 ans. Fracture de l'humérus non consolidée depuis quatre-vingt-dix jours. Sans faire l'extension préalable, on frotta les deux bouts l'un contre l'autre pendant quelques minutes ; ces manœuvres n'ayant pas occasionné de douleur on recommença tous les jours pendant une semaine. Les parties étant devenues un peu sensibles on ne répéta le frottement que tous les deux jours pendant la semaine suivante, puis on appliqua l'appareil à attelles. En deux mois guérison complète. (*Journal des connaiss. médico-chirur.*, t. II, p. 371.)

Obs. — Basedow ayant à traiter une pseudarthrose de la jambe datant de cinq mois et demi, fit frotter les fragments l'un contre l'autre pendant une heure jusqu'à ce que la crépitation devienne sensible. Appareil inamovible pendant cinq semaines. Guérison. (*Journal* de Graefe et de Walther, t. XVII, p. 488.)

Dans un cas rapporté par Sanson (*Dict. de méd. et chirur. prat.*, t. III, p. 500), les tractions opérées sur le membre furent suffisantes pour guérir une pseudarthrose ; il est hors de doute que ces tractions faites dans le but de remédier au chevauchement produisirent une lésion des parties ligamenteuses plutôt qu'une altération des surfaces osseuses.

Vallet (thèse de Strasbourg, 1815) a vu réussir le frottement pour une pseudarthrose de la clavicule.

Parish , Delpech, comptent aussi des succès par cette méthode, André Bonn l'a vue échouer chez une femme septuagénaire ayant une pseudarthrose des deux os de l'avant-bras datant de sept mois.

C. White en 1768 imagina le procédé suivant, qui trouve ici sa description, parce qu'il n'est qu'une modification de la méthode que nous étudions.

Obs. — Un homme âgé de 40 à 50 ans avait depuis six mois une fracture du fémur qui n'était pas consolidée. Il enveloppa la cuisse dans une gaîne de cuir lacée s'étendant du bassin au genou et assez résistante pour maintenir le membre dans la rectitude ; puis, il fit marcher avec des béquilles son malade. En moins de deux mois le cal avait commencé à se produire, et un mois plus tard le cal était solide. Il se forma un vaste abcès dans la cuisse ce qui n'empêcha pas la consolidation de persister.

Le frottement était produit dans ce cas par la marche. J. Hunter employait ce procédé pour obtenir, disait-il, le degré d'irritation nécessaire.

Home a obtenu ainsi en deux mois la guérison d'une pseudarthrose siégeant au tiers supérieur du fémur.

Inglis a eu quelques succès pour de simples retards de consolidation. Dans un cas la fracture ne datait que de cinq semaines, dans l'autre elle avait neuf semaines de durée.

D'après Gurlt, H. Smith a imaginé un appareil où le frottement des surfaces de la fracture semble soumis à des règles particulières. Il a été conduit à cette idée par l'observation suivante : c'est que dans les luxations déjà anciennes de la tête du fémur celle-ci repose sur une surface osseuse fournie par l'exsudation du periostе environnant, suffisant pour former une nouvelle cavité articulaire. Il croit que dans les pseudarthroses avec un chevauchement peu considérable il peut par de légers mouvements imprimés aux fragments au moyen de la fausse articulation, se former un cal qui maintienne les fragments en rapport et n'expose pas ainsi les malades aux dangers d'opérations graves. Les appareils de Bohrer, à Philadelphie, qui sont une application de ces donnés sont construits d'après les mêmes principes que les jambes artificielles articulées.

Tels sont les divers moyens d'appliquer le frottement à la cure des pseudarthroses. Comme il est aisé de s'en convaincre, rarement le but qu'on se propose est atteint, c'est-à-dire l'altération des fragments; le plus souvent c'est par une irritation des parties molles que la guérison survient.

Gurlt a réuni 99 cas de frottement des fragments. On compte 40 guérisons, 55 insuccès et 4 améliorations. Pour l'avant-bras la méthode ne compte que des insuccès. Pour la jambe le résultat est des plus avantageux, il y a en effet 20 guérisons sur 32 cas.

La durée moyenne du traitement a été de neuf semaines.

Rien n'est moins précis que le nombre des séances de frottement qu'on doit donner, ainsi que leur durée. Nous croyons qu'il est inutile et même dangereux de la continuer du moment qu'un degré d'irritation se manifeste au sein des parties.

On ne doit jamais la continuer jusqu'à ce que la crépitation indique que l'usure des surfaces est obtenue; cette lésion n'est pas en effet la condition absolue.

Boyer considère cette méthode comme insuffisante et dangereuse. Nous croyons que Boyer prenait trop à la lettre la description qu'en donnent les auteurs qui avaient en vue d'altérer les surfaces osseuses. Dans les cas les plus ordinaires où le frottement se borne à irriter simplement les parties intermédiaires, les succès sont assez nombreux pour ne pas proscrire ce procédé. Par conséquent la méthode n'est pas insuffisante.

Quant au reproche de dangereux que lui adresse ce chirurgien, elle a paru il est vrai quelquefois amener des résultats fâcheux sans que toutefois la mort s'en soit suivie. Deux fois nous voyons des abcès se former au niveau de la pseudarthrose.

La douleur est un élément avec lequel il faut compter dans l'emploi du frottement. Dans un cas rapporté dans la *Clinique* de Desault, t. II, p. 312, le malade pour un pseudarthrose du fémur portait un appareil palliatif qui permettait la marche. Toutes les fois qu'un des fragments heurtait l'autre il en résultait des douleurs si vives que le malade préféra renoncer aux bénéfices de son appareil.

Dans presque tous les cas rapportés par Gurlt la douleur est signalée comme ayant été des plus vives. Cela se conçoit aisément si on réfléchit aux dispositions si variées que peuvent prendre les fragments par rapport aux parties voisines.

L'interposition des muscles, des nerfs a été assez souvent observée pour qu'un diagnostic rigoureux des rapports des fragments avec ces parties doive précéder l'application de ce procédé.

N'oublions pas surtout de faire remarquer que l'immobilisation a toujours été le complément indispensable du frottement, aussitôt qu'un degré d'irritation nécessaire paraissait s'être produit.

B. *Rugination des fragments.* — Ch. Bell s'exprime ainsi : « Dans un cas je me crus autorisé par des expériences faites sur des animaux à proposer d'enfoncer obliquement jusqu'à l'os un instrument aigu pour attaquer et pénétrer l'extrémité des fragments. J'imaginais que la plaie serait guérie immédiatement et toutefois que les bouts de l'os seraient assez irrités pour se rapprocher de l'état d'une fracture simple plus que cela n'est possible après la résection. » Malgaigne, à qui nous empruntons ce passage, nous fait observer que le malade raisonna mieux que le chirurgien pour se refuser à cette opération. Cette restriction de Malgaigne ne nous permet pas de méconnaître le jugement défavorable que ce chirurgien portait sur une méthode qui compte de nos jours certains partisans (la perforation des extrémités osseuses).

En 1816, White, de New-York, employa le grattage des fragments par la méthode sous-cutanée pour une pseudarthrose du tibia datant de deux ans ; la consolidation fut complète en trois mois. Vincent, à Londres, perdit un opéré au cinquième jour.

Brodie a vu échouer ce procédé pour une pseudarthrose de jambe chez un enfant de 5 ans.

L'observation suivante, due à Blandin, nous donnera la description du procédé opératoire.

Observation. — Le sujet a 24 ans. La pseudarthrose siége au tiers inférieur de l'humérus ; elle date de dix-huit mois.

On fait un pli à la partie externe du bras en pinçant la peau. Un bistouri à lame étroïte est introduit à la base du pli jusqu'à l'os. Un autre bistouri étroit, mais boutonné, lui est substitué. Conduit avec précaution dans l'intervalle des fragments, il divise les tissus fibreux intermédiaires, tandis que l'indicateur gauche de l'opérateur appliqué sur l'artère humérale servait à garantir ce vaisseau. La couche fibreuse divisée, l'opérateur tournant à plusieurs reprises le tranchant du bistouri contre la surface des fragments, les racla et gratta autant que possible. Après quoi la piqûre, qui avait donné à peine quelques gouttes de sang, fut fermée par un morceau de diachylon et le bras mis dans un appareil à attelles.

M. Barthélemy, en 1814 (dissert. de Montpellier), propose une râpe en forme de scie qu'on introduirait par une canule jusque sur les fragments et servirait à les gratter. La description de cet instrument se trouve dans la thèse de Vallet, soutenue à Strasbourg, en 1815.

Vericel, pour une pseudarthrose du fémur, employa une grosse lime dans le but de limer les surfaces contiguës, et il plaça un séton immédiatement après. Le résultat ne fut pas heureux : le malade succomba quelques jours après.

C'est aussi dans le but d'agir sur les extrémités des fragments qu'Edsons (*Journal de Simon*, tome I, p. 405) proposait de fendre le périoste, de l'enlever dans l'étendue de 1 pouce au-dessus et au-dessous de la pseudarthrose sans toucher aux fragments. Dans un cas qu'il a observé, la guérison mit trois mois à s'effectuer, et elle fut précédée d'une exfoliation pulvérulente des os.

Les résultats obtenus par Gurlt ne sont pas favorables à la méthode de la rugination des fragments.

13 cas, 7 guérisons, deux incisions, deux morts. (Voy. pag. 127.)

Il serait, je crois, contraire à la vérité d'admettre que, dans les cas où la méthode a donné des succès, c'était absolument par son action élective sur les extrémités osseuses. Nous croyons que les mêmes réserves faites à cet égard en traitant du frottement trouvent encore ici leur place. Les lésions des parties molles jouent un rôle qu'on ne doit pas méconnaître. Nous avons vu Blandin diviser les tissus fibreux avant de toucher aux fragments.

C. *Cautérisation des fragments.* — Pour remédier d'une manière définitive aux pseudarthroses, on a proposé les caustiques et le cautère actuel appliqué directement sur les extrémités osseuses, dans le but de les irriter et de provoquer entre eux une inflammation adhésive. D'après Norris, H. Cline, de Londres, fut le premier qui appliqua ce procédé : le résultat en fut favorable.

Obs. — Homme âgé de 35 ans. Pseudarthrose des deux os de la jambe, datant de neuf ans. On fait une incision transversale à la peau, pénétrant jusqu'à la fausse articulation. Une grande quantité de matière ligamenteuse unissant les fragments est enlevée. De la potasse caustique est appliquée sur la surface incisée mise à découvert. (Cataplasmes ; repos.) Le lendemain de l'opération, douleur violente, tiraillements convulsifs de la jambe. Ces accidents sont calmés par l'opium. Au septième jour, l'inflammation et la tuméfaction ont disparu. Une suppuration abondante se produit. En huit semaines, la consolidation est obtenue.

Earles, en 1821, fit deux fois l'application de ce procédé pour des pseudarthroses de l'humérus. Il mettait les fragments à nu par une longue incision extérieure, coupait les tissus intermédiaires et grattait les bouts des fragments avec un bistouri ; il les frottait ensuite avec un bâton de potasse caustique assez longtemps pour qu'ils prissent une coloration noire. Il échoua dans les deux cas.

Barton réussit pour la jambe.

Norris compte un succès pour l'humérus. La pseudarthrose datait de quatre ans.

La potasse caustique n'a pas été le seul agent employé. Lehman ayant à opérer une pseudarthrose du tibia, fit une incision de 2 pouces, enleva les parties fibreuses intermédiaires et appliqua du beurre d'antimoine ; quatre semaines après il sortit quelques esquilles par la plaie, et la guérison s'obtint.

Ollenroth employa l'acide nitrique.

Dans un cas, Rea-Barton, pour un pseudarthrose datant de seize mois, appliqua le caustique sans incision préalable. Il fallut quatre applications successives de caustique de Vienne. L'inflammation fut violente et la guérison s'obtint en douze semaines.

Parmi les accidents inhérents à ce procédé par les caustiques nous voyons signalée par Norris une hémorrhagie survenue au neuvième jour. L'exfoliation osseuse des parties mortifiées par le caustique qui paraissait inévitable n'a pas été observée dans tous les cas. Néanmoins elle s'est souvent produite.

On a employé le cautère actuel appliqué sur les extrémités après les avoir mises à découvert par une incision.

Kirkbride rapporte deux succès de ce moyen (*Journal des connaissances médico-chirurgicales*, tome II, page 371).

C'est un procédé semblable, à l'intensité près, à celui de Mayor.

Obs. - Pseudarthrose du fémur datant de cinq mois. Il glisse un gros trocart entre les fragments et le laisse en place pendant huit heures, faisant à plusieurs reprises passer un mandrin dans le canal, après l'avoir préalablement chauffé dans l'eau bouillante. La réaction fut vive ; il y eut un phlegmon avec suppuration abondante, et la guérison fut obtenue en trois mois.

Mayor doit encore un autre succès à cette méthode.

M. Nélaton a appliqué la cautérisation électrique de concert avec le séton pour une pseudarthrose de la jambe chez une jeune fille de 8 ans. Insuccès.

Gurlt a trouvé, sur neuf cas, six guérisons et trois insuccès.

En somme, la méthode paraît assez avantageuse, néanmoins le petit nombre de faits ne nous permet pas une conclusion absolue. Les caustiques solides nous paraissent devoir être employés de préférence aux caustiques liquide dont le mode d'action est bien difficile à limiter. Le fait rapporté par Velpeau, de la cautérisation d'un cal avec de l'acide nitrique, cal qu'on avait pris pour un fongus, cette opération qui amena la mort du malade, contribuent beaucoup à nous faire rejeter l'emploi des acides minéraux. L'incision préalable et l'ablation des parties fibreuses recouvrant les fragments paraissent abréger considérablement le traitement.

Le cautère actuel, dont l'action peut être si facilement limitée, mériterait la préférence s'il n'influençait pas le malade d'une manière fâcheuse.

D. *Perforation et enfoncement de corps étrangers dans les fragments.* — Nous comprenons sous cette dénomination deux procédés différents dont le but est de produire dans l'extrémité des fragments d'une pseudarthrose un état pathologique qui les rapproche plus ou moins de celui qu'ils ont dans une fracture récente.

L'un de ces procédés appartient à Brainard. Nous trouvons l'autre décrit sous le nom de procédé de Dieffenbach, dans la thèse de M. Bleu, soutenue à Paris en 1848.

« L'examen attentif d'une pseudarthrose me semble démontrer que l'irritation des parties molles ne suffit pas seule pour déterminer la production du cal sur les surfaces incrustées de cartilages et de tissus ligamenteux. Il faut dans ce cas, je pense, à l'aide de plaies sous-cutanées, faire de nouvelles surfaces osseuses; ces surfaces seront opposées l'une à l'autre et en contact. La division des parties molles devra y exciter une légère inflammation sans suppuration; la blessure des os devra présenter une profondeur et une étendue considérable pour pouvoir déterminer la vascularité et le ramollissement qu'on remarque toujours sur les fragments avant que la réunion s'effectue. Les nouvelles surfaces obtenues, en somme égales à celles qu'on produit par une résection, devront parfois être nombreuses. Il faudra de temps en temps recommencer l'opération à l'aide de laquelle on les fait. Cette opération ne devra pas exposer les parties à une inflammation violente, elle ne devra pas non plus être très-douloureuse, en outre, il faudra pouvoir l'associer à d'autres moyens d'une utilité constatée ou indispensables pour assurer l'immobilité des fragments (Brainard, *Mémoire sur le traitement les fractures non consolidées*, 1854, Paris).

Telles sont les indications que Brainard a cherché à remplir dans l'invention de son procédé.

Pour perforer les os, il se sert d'un perforateur composé d'un manche sur lequel s'adaptent des pointes de dimensions différentes, suivant les besoins. Voici comment il procède quand la fracture est oblique et qu'il y a chevauchement des fragments; il perce la peau avec l'instrument dans un endroit qui permette de transpercer l'extrémité des fragments, de lisser leur surface et de traverser les tissus quels qu'ils soient, qui se sont formés entre eux. Après cette première opération, il dégage l'instrument de l'os sans le retirer de la peau, change sa direction, fait une nouvelle perforation et répète cela aussi souvent qu'il le juge nécessaire. Dans la plupart des cas il est préférable de commencer par deux ou trois perforations seulement, pour que les effets produits ne soient pas trop énergiques. En retirant l'instrument, on a soin d'appliquer du collodion sur la piqûre. L'auteur de ce procédé n'a jamais vu, soit dans ses expériences sur les animaux, soit dans ses essais sur l'homme, survenir ni suppuration, ni nécrose, ni inflammation intense. Jamais il n'a vu s'écouler une semaine sans voir survenir une amélioration évidente.

Dans certains cas le perforateur pourrait glisser sur l'os et aller pénétrer plus avant en lésant les vaisseaux et les nerfs. Dans le but de remédier à cet accident Brainard a fait construire un appareil qu'on applique sur le point où on veut faire la perforation; il se compose de trois plaques métalliques reliées par des charnières et pouvant se fixer autour du membre par des courroies. Celle du milieu est perforée de trous, pour livrer passage au perforateur. Pour l'empêcher de pénétrer trop avant, un arrêt à vis est placé sur le perforateur à la distance qu'on juge nécessaire.

La perforation doit être faite dans toute l'épaisseur des surfaces fracturées. Certaines dispositions des fractures peuvent modifier l'exécution du procédé. On peut par exemple sans inconvénient faire plusieurs piqûres à des endroits différents.

Quel que soit le nombre des piqûres, il faut toujours appliquer un appareil qui maintienne l'immobilité du membre.

Brainard, a qui nous empruntons la description précédente, l'a appliqué cinq fois toujours avec succès.

D'après Gurlt, sur 25 cas d'applications de ce procédé, on compte 17 guérisons, une amélioration, 6 insuccès. (Voy. tableau, p. 127.)

Dieffenbach (*Caspers ·Wochenschrift*, novembre 1848), décrit un nouveau procédé qui se rapproche beaucoup de celui que nous venons de décrire. Il se base sur les expériences de Troja, Duhamel et Flourens, sur l'action des corps étrangers introduits dans les os.

Le membre affecté de pseudarthrose est convenablement étendu, les fragments sont maintenus en contact le mieux possible ; du côté où les fragments sont le plus superficiels on fait tendre la peau. A l'aide d'un bistouri long et à lame étroite et pointe large, on fait une petite incision jusque sur l'os à un demi-pouce environ de l'extrémité de chaque fragment. Par cette incision on introduit une vrille du calibre d'une plume et l'on fait un trou à l'os avec précaution et lenteur, retirant la vrille de temps en temps de peur de faire éclater l'os, ce qui serait surtout à craindre si on faisait le trou trop près de la fracture. Toutefois, il ne faut pas trop s'en écarter, de peur d'avoir une inflammation insuffisante.

Deux chevilles d'ivoire d'un volume un peu moindre que la vrille, préalablement huilées, sont alors enfoncées à travers l'os jusqu'à ce qu'elles fassent saillie du côté opposé.

Le tout est recouvert de charpie et on fixe le membre dans un appareil à attelles. On doit laisser les chevilles ordinairement dix jours, rarement au delà de quatorze jours.

Une pseudarthrose de la jambe droite fut guérie par la perforation simple.

Pour la première fois en 1845, il appliqua les chevilles d'ivoire pour une pseudarthrose existant depuis vingt-cinq mois. La guérison fut obtenue en trois mois.

Pour un pseudarthrose de l'humérus, traitée par ce procédé, la guérison fut obtenue en douze semaines.

D'après Gurlt, sur 30 cas d'application de cette méthode on compte 15 guérisons, 13 insuccès. (Voyez tableau page **127**.)

Nous devons signaler parmi les accidents de ces procédés la douleur qui souvent a été très-vive.

L'inflammation violente et une suppuration abondante sont venues compromettre la vie des malades. Quelquefois ces moyens ont nécessité l'amputation.

Les érysipèles ont souvent retardé la guérison.

Parmi les reproches adressés au procédé de Dieffenbach, n'oublions pas de citer l'opinion de Brainard : « Ce traitement est irrationnel, parce qu'il est démontré que tout corps étranger mis en contact avec un os, en entrenant la suppuration, produit l'absorption d'une partie de l'os plutôt que la formation d'une nouvelle matière osseuse. » Sans contester la valeur des expériences de M. Brainard, nous ne pouvons admettre les conclusions absolues qu'il adopte. Les faits ont une éloquence plus persuasive que les doctrines les mieux établies, et la méthode du séton, celle des cônes d'ivoire comptent des succès incontestables. Nous n'admettons donc pas plus les idées personnelles de Brainard à cet endroit comme l'expression de ce qui se passe, que nous ne consentons avec lui à reconnaître que la lésion des parties molles d'une pseudarthrose sans lésion des os est incapable d'amener la consolidation des pseudarthroses.

E. *Résection.* — Cette méthode a été imaginée par C. White en 1760. Nous rapportons les observations des premières opérations qu'il pratiqua.

Obs. — La pseudarthrose siége à la partie moyenne de l'humérus. On attire successivement en dehors chaque fragment, et on résèque leurs extrémités. L'hémorrhagie fut à peu près nulle. En quinze jours, la plaie était presque cicatrisée, quand un érysipèle vint retarder la guérison. Six semaines plus tard, la guérison s'effectuait.

En 1769, il fit une seconde opération de résection.

Obs. — Pseudarthrose du tibia. Le peroné étant consolidé, le procédé fut modifié. Il fit une incision longitudinale de 10 centimètres ; il mit à nu l'extrémité du fragment supérieur avec une large couronne de tréphine, il en fit la résection. Pour le fragment inférieur, l'opération paraissant devoir offrir des difficultés, on se borna à ruginer le périoste qui le recouvrait. Pansement avec de la charpie sèche. L'ouverture de la plaie est maintenue ouverte. Au huitième jour, on enleva une petite esquille, et le fragment inférieur est touché avec du beurre d'antimoine, qu'on place également entre les fragments ; sur les parties fibreuses intermédiaires on répète trois ou quatre applications ; une légère exfoliation en résulte, et neuf semaines après la guérison est confirmée. (Malgaigne, *Traité des fractures*.)

Telle a été au début la méthode de la résection appliquée aux pseudarthroses. Dans le second cas que nous venons de rapporter, c'est une difficulté imprévue qui a forcé le chirurgien de se borner à la résection d'un seul fragment. Dupuytren a voulu conseiller cette pratique qui lui a été également imposée par la nécessité, comme le démontre l'observation suivante :

Obs. — Les deux fragments d'une pseudarthrose du fémur étaient éloignés l'un de l'autre. L'inférieur, porté en dedans, s'appuyait sur les nerfs et les vaisseaux fémoraux ; le supérieur, dirigé en dehors, soulevait le muscle vaste externe. C'est de ce côté que l'incision fut faite. La résection du fragment supérieur fut facile ; mais quand il fallut aller à la recherche du fragment opposé, on reconnut qu'il serait impossible de le dégager et de l'attirer au dehors sans occasionner les désordres les plus étendus que devait suivre l'inflammation la plus intense ; il fallut donc se borner à la résection du supérieur, et, quoiqu'on ne crût pas que l'opération, ainsi restreinte, fût suivie de succès, la guérison n'en fut pas moins obtenue avec déviation et raccourcissement du membre.

Dans un autre cas, Dupuytren, d'après Bérard, réséqua un des fragments et rugina l'autre pour une pseudarthrose du maxillaire inférieur. Guérison.

Ainsi la résection bornée à un seul fragment ne repose, d'après Malgaigne, sur aucune vue théorique. C'est la nécessité qui a imposé cette manière d'agir. La méthode a néanmoins été appliquée par plusieurs chirurgiens, et toujours l'insuccès n'a pas été la conséquence de cette opération. Cependant, hâtons-nous de dire que c'est la méthode de la résection des deux fragments qui a été le plus souvent employée. En dehors des préceptes généraux applicables à toutes les résections des os, et qui sont décrits dans les traités de médecine opératoire, la pratique des résections pour les pseudarthroses présente quelques particularités qui ressortiront mieux de quelques exemples.

Obs. — Pseudarthrose du fémur ; raccourcissement du membre ; fragments mobiles ; leur affrontement est impossible à cause d'une masse volumineuse du cal entourant la fracture. Harris pratique l'opération neuf mois après l'accident. Par des incisions, il met à nu la partie de la pseudarthrose, et enlève les matières osseuses nouvellement formées, dont la présence est une source de difficultés pour l'opération. Avec la scie à chaîne, il résèque l'extrémité des deux fragments, et il les met facilement en contact. Les bords de la plaie furent rapprochés, et le membre placé dans les attelles de Boyer, modifiées par Hartshorne. Cataplasme. L'opération fut longue et douloureuse. Les attelles furent maintenues pendant trois mois. Après quelque temps, on renferma la cuisse dans un appareil en carton mouillé et bien rembourré, qui se moula sur le membre en le maintenant solidement. La guérison fut complète en neuf mois. Le malade eut huit ou neuf érysipèles. (*Archives de médecine*, 1836.)

Obs. — Hewson, à l'hôpital de Pensylvanie, opéra une pseudarthrose du fémur. Une grande quantité de matière osseuse, de formation récente, rendit l'opération longue et douloureuse : la difficulté provenait de l'étendue des parties à diviser et du peu d'intervalle séparant un des fragments des gros vaisseaux de la cuisse. Les fragments rapprochés, on fait une suture entrecoupée pour réunir les tissus, On laisse cependant une petite ouverture pour l'écoulement du pus. Appareil pour immobiliser le membre. Réunion par première intention de la plus grande partie de la plaie. Au vingtième jour, infection purulente. Mort.

Velpeau rapporte qu'une résection des deux fragments du fémur pour une pseudarthrose, chez une femme, fut une opération cruelle qui dura plus d'une heure. La femme, jeune et forte, eut des convulsions et mourut le soir même de l'opération.

En présence de Perey, Halgout de Boulogne opéra de la manière suivante :

Obs. — Pseudarthrose du fémur datant de cinq ans. On fait une longue incision sur le côté interne du membre. On résèque les extrémités. La mort survint un mois après, précédée d'inflammation sans trace de réparation osseuse.

Obs. — Pseudarthrose du fémur au tiers moyen. On fait une incision de sept pouces de haut en bas à la réunion de la partie externe et antérieure de la cuisse, de manière que le milieu corresponde à l'extrémité du fragment supérieur. Dans cette incision, dirigée suivant la longueur du membre, le bistouri divisa toutes les parties molles qui recouvraient l'un et l'autre fragment. Le supérieur fut seulement amené au dehors, à travers la plaie, par un mouvement de flexion imprimé à la cuisse au niveau de la fracture, après qu'une extension méthodique eut fait en partie disparaître le chevauchement. Les adhérences des parties musculeuses et fibreuses à la ligne âpre et au restant du fémur furent détruites à l'aide du bistouri, dont le tranchant fut constamment dirigé du côté de l'os. Dans cette partie de l'opération, on évita avec soin de détacher le périoste, de peur d'exciter une exfoliation consécutive. On put ensuite faire saillir au devant des téguments une huitaine de lignes de l'extrémité de l'os. Alors les chairs étaient garanties par des compresses et par la plaque du garrot. Le périoste incisé circulairement et détaché à l'endroit où devait passer la scie, celle-ci enleva une zone du fémur d'environ 4 lignes de long. Malgré cette première résection, une extension considérable, suivie de la flexion du membre au niveau de la plaie, ne put dégager le fragment inférieur et l'amener au dehors. En recherchant la cause de cet obstacle, je la trouvai dans une langue de cal figurant les deux tiers d'un ovale aplati de dehors en dedans, longue de 1 pouce, large de 8 lignes à sa base, épaisse de 3 ou 4 lignes à sa naissance, située à la partie externe du cylindre osseux, décroissant insensiblement, tant pour l'épaisseur que pour la largeur, jusqu'à son sommet arrondi et adhérent entièrement, dans toute son étendue, aux parties molles profondes de la région interne et postérieure de la cuisse. Pour éviter la lésion des vaisseaux et des nerfs, on détruisit ces adhérences avec le doigt. Le fragment fut ensuite mené au dehors facilement, séparé des parties molles, et réséqué comme le supérieur, dans la même étendue. Les surfaces osseuses sont mises en contact, et les lèvres de la plaie mollement rapprochées. Appareil à bandelettes séparées. Compresses et charpie pour pansement. Extension peu énergique. Un point de compression est établi au-dessus de la plaie, pour annuler l'effort musculaire. Il n'y eut aucune hémorrhagie artérielle; il s'écoula à peine quatre cuillerées de sang veineux. Pendant les premiers mois, la suppuration fut abondante et s'étendit jusque vers le grand trochanter; il se forma un grand nombre d'abcès, et des esquilles sortirent, dues sans aucun doute à la petite partie du cal laissée adhérente aux chairs. La guérison s'effectua avec un léger raccourcissement. La flexion du membre était limitée par l'adhérence des muscles à la cicatrice. (*Journ. complém.*, t. v. p. 111.)

Nous avons rapporté cette observation, malgré son étendue, parce qu'elle nous a paru donner l'idée la plus exacte des difficultés souvent imprévues qui peuvent survenir pendant l'opération.

Les pseudarthroses de l'humérus n'offrent aucune particularité qui les distingue de celles du fémur, au point de vue des manœuvres opératoires. Il se présente néanmoins une cause puissante d'insuccès dans la difficulté qu'on éprouve à immobiliser les fragments après la résection.

Obs — Pseudarthrose du tiers inférieur de l'humérus. Le bras est amaigri la pseudarthrose ressemble à une enarthrose ; les bouts sont arrondis et mousses, et une partie ligamenteuse paraît les réunir ; on fait une incision de 4 pouces, suivant la longueur du bras à la partie externe ; elle met les fragments à découvert ; on les isole dans une certaine étendue. Entre chaque extrémité et les vaisseaux brachiaux on place une pièce solide qui les protége contre l'action de la scie ; on résèque le moins possible de surface osseuse, simplement pour les aviver ; excision de la bande fibreuse réunissant les deux fragments ; suture de la plaie ; appareil en carton. Le second jour gonflement inflammatoire ; on supprime le premier appareil et on lui en substitue un avec trois attelles ; la tuméfaction persiste cinq semaines ; l'immobilité du membre est surveillée avec soin. Trois fois par jour on administre à l'opéré une cuillerée d'une solution concentrée de muriate de chaux ; régime tonique ; 10 semaines ; guérison. (*Gazette médicale* 1850.)

C'est surtout en réséquant les pseudarthroses de l'humérus qu'on doit mettre un soin tout particulier à éviter la lésion des vaisseaux et des nerfs qui affectent avec les fragments des rapports assez immédiats.

Obs.—Pseudarthrose de l'humérus siégeant immédiatement au-dessous du deltoïde. On met à nu les fragments par une incision préalable ; le fragment supérieur est peu mobile, et à cause de son peu de longueur on avait peu de prise sur lui ; un tissu fibro-cartilagineux l'unissait au fragment inférieur, on le détruisit ; le petit fragment est soulevé, et avec la scie à chaîne on enlève quelques lignes de son extrémité. Cette partie de l'opération offre quelques difficultés, le fragment inférieur situé plus profondément fut d'abord dépouillé des parties molles avec beaucoup de précautions ; on essaya deux fois avec une aiguille de Deschamps de l'entourer d'un fil pour le soulever et l'amener hors de la plaie, mais on ne put y parvenir ; on fut obligé de se servir de l'os comme d'un levier en amenant le coude en dedans pour faire saillir son extrémité au dehors : 4 lignes furent réséquées avec la scie à chaîne. Dans le cours de cette opération il fallut éviter la blessure de l'artère qui battait dans la lèvre interne de la plaie ainsi que le nerf médian ; le bras fut aussitôt ramené à sa direction naturelle ; le pansement ne fut fait qu'une heure après ; la plaie est réunie par des bandelettes ; appareil à fractures ; érysipèle ; abcès ; suppuration abondante. (*Gazette médicale*, 1831.)

Dans un cas rapporté (*Lancet*, 1845, p. 572), la lésion d'un des nerfs du bras fut produite pendant la résection, il en résulta une paralysie partielle qui guérit néanmo'ns plus tard.

Nous venons de rapporter quelques exemples de résections pour les pseudarthroses du fémur et de l'humérus. Il nous reste à examiner à présent en quoi le procédé opératoire est différent pour celles de l'avant-bras et de la jambe.

Les deux os peuvent être affectés chacun d'une pseudarthrose. Il y a des exemples où la résection des extrémités d'un seul os a suffi pour amener la consolidation de l'autre.

Et en effet cela se conçoit aisément. Une des pseudarthroses étant guérie, l'immobilité est plus grande dans l'autre pseudarthrose. D'ailleurs, siégeant un même niveau, on comprend que la résection d'une d'elles n'a pas été sans déterminer dans les tissus de l'autre une action irritante qui aura produit la consolidation. Cependant, les faits de ce genre ne permettent pas, à cause de leur petit nombre, un jugement définitif sur ce point.

Quand un des deux os est seul affecté de pseudarthrose, la résection en faisant perdre une partie de la substance osseuse, ne permet pas de rapprocher les surfaces réséquées, l'autre os faisant l'office d'attelle. Dans un cas de ce genre, nous avons lu que le chirurgien n'hésita pas à produire une perte de substance au péroné pour permettre cet affrontement.

Parmi les difficultés inhérentes au traitement des pseudarthroses par la résection, nous avons surtout signalé la difficulté qu'on éprouvait à maintenir immobiles et exactement affrontés les fragments réséqués. Cette cause d'insuccès n'avait pas échappé à Boyer, qui cherchait toujours à l'obtenir par une position particulière donnée au membre. C'est aussi pour obvier à cet accident que Roux, réséquant une pseudarthrose de l'humérus chez une jeune fille, engagea la pointe d'un des fragments dans le canal médullaire de l'autre. Il ne survint aucun accident ; mais, une chute ayant fait perdre le fruit de cette opération, on fut dans la cruelle nécessité d'amputer le bras : cette méthode de Roux ne nous paraît pas appelée à rendre de grands services. Nous lui préférons sans contredit la suture osseuse et ses diverses applications qui vont maintenant nous occuper, en ce qu'elles ont de spécial aux pseudarthroses.

En 1827, Kearney Rodgers imagina le procédé suivant.

Obs. Une pseudarthrose de l'humérus réséquée présentait une grande mobilité , les fragments s'écartaient toujours ; il fit à chacun d'eux un trou près de leur extrémité, pénétrant jusqu'au canal médullaire ; il les traversa avec un fil d'argent dont les deux bouts furent en suite passés dans une canule qu'on laissa dans la plaie. Au seizième jour la canule tomba entraînant l'anse métallique avec elle. Au soixante-neuvième jour la consolidation était complète.

Dans un Mémoire lu à l'Académie des sciences, le **28** avril 1855, M. Laugier propose de faire la résection oblique des fragments pour les affronter et en faire la suture.

Nous donnons l'observation au complet parce qu'elle rerferme une description détaillée du procédé opératoire. Les réflexions de l'auteur qui accompagnent cette observation montreront tout le parti qu'on peut tirer de cette méthode de résection.

Obs. — Le malade est un homme de 41 ans, bien constitué . La fracture de son humérus droit a lieu à la partie moyenne de l'os au-dessous de l'insertion deltoïdienne de sorte que le fragment supérieur était attiré en haut et en dehors par le deltoïde, le fragment inférieur en bas par le poids du membre et en dedans par le triceps brachial ; les deux fragments depuis longtemps cicatrisés isolément restaient à une distance de 4 à 5 centimètres et les mouvements très-étendus du fragment supérieur faisaient varier en tous sens leur inclinaison réciproque. En somme, ce membre n'étant qu'un poids incommode, diverses tentatives avaient été faites pour guérir cette pseudarthrose.

Une première fois le séton seul fut appliqué. La seconde fois le séton est combiné avec le grattage sous-cutané du fragment, sans succès je pratique alors la résection oblique.

L'extrémité du fragment supérieur de forme conique, attirée à travers une incision des parties molles, pratiquée au côté externe du bras, fut taillée en biseau aux dépens de son côté interne. L'extrémité du fragment inférieur étant restée cylindrique, son volume était un peu plus grand que celui de la dia-

physe de l'os au point correspondant à la fracture à l'état normal ; elle fut à
à son tour amenée au dehors à travers la plaie ; mais, au lieu de la séparer des
parties molles sur toute la circonférence de l'os, je traçai avec le bistouri sur le
côté externe de son sommet une zone dont la base était à peu près égale à la
tranche de l'autre fragment et de forme elliptique comme elle. Après
l'action de la scie, le canal médullaire des deux fragments était largement
ouvert ; une perforation pratiquée à chaque fragment permit de le traverser
par une ligature composée de plusieurs fils cirés dont les deux chefs furent
ensuite noués sur l'os par un double nœud ; après l'adaptation aussi exacte que
possible des tranches des fragments, les deux chefs de la ligature furent laissés
dans la plaie entre les bords, et cette plaie fut rapprochée doucement.

A dater de l'opération les fragments restèrent en contact ; la ligature tomba
d'elle-même au bout de trois semaines et l'anse de fil sortit entière ; donc elle
avait usé et coupé les bouts de l'os qu'elle traversait, cependant aucune parcelle
d'os nécrosé ne s'est présentée à la plaie ; la suppuration a été peu abondante et
il n'y a eu aucun accident général.

Dès les premiers jours le malade a pu manger ; depuis 15 jours le malade a
été placé dans un appareil inamovible en gutta-percha, dont une valve amovible
permet d'examiner le bras sans déplacer les fragments ; le bras conserve sa
rectitude parfaite ; on constate encore un peu de mobilité au siége de la fracture, mais le travail de consolidation au quarante-deuxième jour depuis l'op éra-
tion paraît en très-bonne voie et il est très probable que d'ici à un mois il sera
achevé.

On peut conclure de cette observation, ajoute M. Laugier, que la section
oblique des fragments si elle ne donne pas toujours une plus large surface d'a-
daptation (car cela dépend du degré d'obliquité de la section de l'os et de l'é-
paisseur de la partie retranchée), permet de conserver à l'os sa longueur et
qu'elle n'exige pas la dénudation circulaire des fragments avant leur résection,
manœuvre ordinairement très-laborieuse, quelquefois très-dangereuse par le
voisinage d'organes importants et nécessairement suivie, toutes choses égales
d'ailleurs, d'une inflammation plus étendue et plus grave.

Elle a d'ailleurs un avantage particulier, c'est de permettre la suture des
fragments dans les cas de chevauchement considérable ; l'extrémité d'un
fragment répond alors non pas à l'extrémité libre de l'autre fragment, mais à
une partie de la diaphyse plus ou moins distante de cette extrémité.

Il serait facile alors, après la section oblique du fragment le plus superficiel,
de pratiquer sur la diaphyse de l'autre fragment une entaille longitudinale au
niveau du fragment réséqué et d'établir par le rapprochement de ce fragment et
de cette entaille une sorte de greffe *par approche* comme dans les végétaux.
(*Comptes rendus des séances de l'Académie des sciences,* avril 1855.)

Dans tous les cas où la suture des os a été appliquée, on n'a pas
toujours préalablement taillé obliquement les fragments, souvent
même la section transversale a été faite. Les fils employés pour faire

la suture, ont été tantôt des fils métalliques, tantôt des fils ordinaires. Ces diverses méthodes fournissent chacune des succès. Cependant la résection oblique de M. Laugier nous paraît jouir d'avantages incontestables. En dehors de ceux annoncés par cet éminent chirurgien, parmi lesquels le maintien de la longueur du membre est le principal, nous insisterons surtout sur l'étendue des surfaces réséquées, plus grande dans la résection oblique que dans la transversale, et par conséquent il en résulte une plus grande chance de réunion.

Pour ce qui est des manœuvres opératoires, quelques faits nous en donneront la description.

Obs. — Pseudarthrose de l'humérus au tiers moyen. Incision de 4 pouces le long de la partie externe du membre, pénétrant jusqu'à l'os. Une gouge sert à raviver les fragments. Ces extrémités sont perforées d'un trou de 1 ligne de diamètre. Un fil d'argent est passé à travers les deux trous. Les deux parties de l'humérus sont alors exactement rapprochées en tordant ensemble les extrémités des fils. Une mèche imbibée d'une solution d'alcool au 10ᵉ fut placée entre les lèvres de la plaie pour empêcher la réunion. Vers la sixième semaine la ligature métallique est enlevée. Application de la teinture d'iode. Guérison en huit semaines. (*Gazette hebdomadaire*, 1861, p. 848.)

Obs. — Pseudarthrose de la partie moyenne de l'humérus opérée par la résection sur une jeune fille de 21 ans.

M. Flaubert, de Rouen, fait une incision oblique dans la direction du nerf radial qu'il laisse en dehors de l'incision. Les fragments sont mis à découvert. Le faisceau ligamenteux qui les relie est divisé. On isole le fragment inférieur. La dissection est longue, difficile et minutieuse à cause du voisinage des vaisseaux. Le nerf radial accolé au fragment est divisé dans un quart de son épaisseur. Le fragment supérieur est dégagé plus facilement. On réséque alors les fragments par une section transversale. Un vide en résulte quand on veut les mettre en rapport. Avec un foret, une poulie et un archet, il perfore la face externe de chaque fragment à 2 lignes environ de leur extrémité réséquée. Pour le fragment supérieur, il dirige son foret obliquement de haut en bas ; pour l'inférieur, obliquement de bas en haut, de sorte que le point par lequel le foret sort dans le canal médullaire se trouve plus rapproché de l'extrémité des fragments, que le point par lequel il est entré par la face externe, ce qui facilite l'introduction de la suture. Ensuite, au moyen d'une aiguille ordinaire, on passe un fil simple, d'abord de dedans en dehors dans la perforation du fragment inférieur, puis de dedans en dehors dans le fragment supérieur. A ce fil on attache une forte ligature formée de quatre fils cirés, on tire le fil qui entoure la ligature dans le trajet que nous venons de décrire. La ligature est serrée. Insuccès.

Ce chirurgien a vu réussir une fois ce procédé appliqué au maintien des fragments d'une fracture compliquée très-mobile.

A côté des procédés de résection avec suture osseuse, nous ne devons pas omettre de signaler celui qui consiste à réséquer les fragments et à les maintenir réunis au moyen de vis d'acier. D'après les tableaux statistiques de Gurlt, nous voyons que ce procédé de résection a été fort peu employé. Nous ne trouvons en effet que cinq cas où il ait été appliqué. Quatre appartiennent à Langenbeck et un à Busch. Le procédé n'a été appliqué que sur l'humérus. Dans un cas les vis furent retirées après six jours, l'inflammation étant des plus violentes (Voy. tableau pag. 127.).

On ne compte qu'un succès par cette méthode. Les vis avaient été laissées pendant cinq semaines. Le nombre des vis n'a pas dépassé deux, quelquefois une seule a été employée.

Le rôle du périoste a été aussi mis à profit dans un procédé de résection dû à M. Jordan et modifié par M. Béraud.

L'opération se compose de plusieurs temps :

1° Arrivé sur les fragments comme dans les procédés ordinaires, on fait une incision de 3 ou 4 centimètres sur le périoste se continuant jusqu'à la solution de continuité de l'os. On saisit alors avec une pince les bords du périoste, tandis que avec le bout du manche d'un scalpel on donne de petits coups répétés pour détacher le périoste; on doit s'abstenir d'user de la lame du bistouri, de peur de couper le périoste, ce qui diminue les chances de succès. On double ainsi le périoste dans toute la périphérie de l'os. On opère de la même manière sur le second fragment, seulement il faut dénuder un des fragments dans une longueur moitié moindre que l'autre; si on éprouvait trop de difficulté on pourrait y renoncer, la dénudation des deux os n'étant pas indispensable.

2° *temps*. — On fait la résection comme dans les cas ordinaires, mais on ne doit pas réséquer les fragments d'une longueur égale ; il reste un manchon de périoste appendu à chaque fragment.

3ᵉ *temps*. — On fait l'invagination des fragments dans la manchette périostique de l'autre, et après les avoir affrontés on fait la suture du périoste. On a donc la solution de continuité des os qui se trouve au-dessus de celle du périoste. Il importe dès lors de maintenir les fragments en contact, et pour cela on applique un appareil contentif solide, comme une gouttière en gutta-percha.

Primitivement M. Jordan, au lieu de disséquer le périoste dans toute la périphérie du fragment, dénudait le fragment supérieur dans la moitié superficielle ; il en faisait autant pour le fragment inférieur dans sa demi-circonférence profonde. Dans le deuxième temps, il réséquait obliquement les fragments. Dans le troisième temps il faisait la suture du périoste, et le rapprochait des surfaces.

Cette méthode n'a été appliquée qu'une seule fois avec succès en 1856. D'après M. Nélaton, ce procédé serait surtout destiné aux pseudarthroses simples. Il est évident, en effet, que la dissection du périoste, si délicate par elle-même, aurait peu de chances d'être convenablement faite dans le cas de complications venant soit des surfaces articulaires, soit des parties molles de la pseudarthrose. Inutile d'ajouter que l'intégrité du périoste est une condition absolue de l'emploi de ce procédé.

Examinons les résultats généraux donnés par la méthode des résections.

Malgaigne a réuni 61 cas ainsi répartis :

27 humérus....	11 guéris,	14 insuccès,	2 morts.			
17 fémurs......	10 —	3 —	4 —			
9 avant-bras...	7 —	2 —	0 —			
8 jambes.....	8 —	0 —	0 —			
61		36 guéris,	19 insuccès,	6 morts.		

Gurlt a réuni 125 cas ainsi répartis :

		guéris		insuccès		morts	
56 humérus....	25	guéris,	26	insuccès,	3	morts.	
28 fémurs.....	14	—	6	—	7	—	
20 avant-bras..	16	—	2	—	0	—	
21 jambes.....	16	—	5	—	0	—	
125			71	guéris, 39 insuccès, 10 morts.			

A l'inspection de ce tableau il est aisé de voir que, pour l'humérus et le fémur, la mortalité est assez grande, puisque, sur 84 cas, il y a 10 terminaisons funestes, c'est-à-dire un peu plus d'un dixième. Pour l'avant-bras et la jambe, la méthode donne des résultats assez avantageux : 41 cas ont donné 32 guérisons et 7 insuccès seulement, dont aucune terminaison funeste.

La ligature ou la suture osseuse ne paraît pas modifier sensiblement ces résultats généraux pour le fémur et l'humérus, dont les pseudarthroses ont été opérées par ces procédés, la mortalité est de 2 sur 28.

Les auteurs ne sont pas tous d'accord sur l'emploi qu'on doit faire de cette pratique des résections.

D'après M. Cruveilhier (*Anatomie pathologique*), ce procédé serait basé sur une fausse interprétation du mécanisme de la formation du cal dans les fractures récentes ; il lui paraîtrait plus propre à empêcher qu'à produire la consolidation. Les faits que nous avons rapportés montreront suffisamment ce qu'a d'absolu et d'erroné ce jugement ainsi formulé à l'égard des résections.

M. A. Guérin (*Éléments de médecine opératoire*), tout en insistant sur les dangers inhérents à la méthode, la considère, contrairement à M. Cruveilhier, comme la seule rationnelle. Cette opinion nous paraît également trop exclusive en présence des faits fournis à l'appui de l'efficacité d'autres méthodes que ce chirurgien semblerait ainsi proscrire.

La résection des fragments, pour remédier aux pseudarthroses, est une opération grave qu'on ne doit employer qu'à la dernière extrémité. L'indication de son emploi nous paraît dépendre plutôt de l'état des surfaces osseuses, que de l'insuccès des autres méthodes employées précédemment. M. Velpeau a parfaitement résumé les indications en la restreignant au cas où la pseudarthrose est due à une altération osseuse locale, ou bien aux cas où les fragments ont une disposition telle que la résection seule peut y remédier et les placer dans les conditions où la réunion sera possible. Parmi ces cas, nous citerons la carie osseuse des extrémités des fragments, l'interposition des muscles d'aponévroses intérieurs. Toutes les fois, au contraire, que la pseudarthrose reconnaîtra pour cause un vice général, la résection sera contre-indiquée. Nous avons vu, en traitant de l'étiologie, que ces cas peuvent se présenter.

Sans retracer d'une manière générale les préceptes qui doivent présider à cette opération, préceptes qui varient d'ailleurs avec le siége et l'espèce de la pseudarthrose, nous ne pouvons néanmoins passer sous silence les difficultés souvent très-grandes qui viennent la compliquer, ainsi que les accidents qui peuvent survenir.

Dans un cas Rowlands fit une incision de **7** pouces et fut obligé de couper en travers une grande partie du vaste interne. L'opération, dit-il, dépassa en difficulté toutes celles qu'il a vu pratiquer ou pratiquées lui-même. Le dégagement des fragments augmentés de volume par des stalactites osseuses de nouvelle formation se prolongeant au milieu des chairs, a été dans plusieurs circonstances une opération des plus laborieuses et des plus longues.

Le soin particulier qu'on doit mettre à éviter la lésion des troncs vasculaires ou nerveux a souvent exigé des précautions minutieuses. Un chirurgien était si profondément convaincu des difficultés qu'il aurait à éviter la lésion de l'artère fémorale dans une résection d'une pseudarthrose du tiers moyen du fémur, qu'avant de commencer l'opération, il crut de son devoir d'entretenir le malade d'une chance possible d'amputation dans le cas où l'artère serait atteinte (*Journal complémentaire*). Il y a évidemment beaucoup d'exagération dans ce fait ; néanmoins il nous montre combien sont sérieuses les difficultés qu'on peut voir surgir dans cette opération.

Les érysipèles semblent être la conséquence presque ordinaire de la méthode des résections pour les pseudarthroses, si nous nous en rapportons du moins au mémoire de Kirkbride où cette complication est signalée à chaque instant.

Les phlegmons, l'infection purulente ont fait aussi de nombreuses victimes parmi les opérés.

Nous terminerons ce rapide coup d'œil jeté sur la méthode en signalant parmi les moyens de pratiquer la résection des extrémités osseuses, la préférence que M. A. Guérin semble donner à la pince de Liston, sur la scie à chaîne ou la scie ordinaire. Evidemment le peu de volume de l'instrument, la facilité avec laquelle on peut le manier au sein d'une plaie, sont autant de considérations qui nous le feraient adopter comme un des plus propres à éviter des lésions des parties au milieu desquelles on opère. Cependant nous ne devons pas perdre de vue que la section des os par instrument tranchant est une cause reconnue favorisant la formation des pseudarthroses.

L'ensemble des moyens de traitement appartenant au troisième groupe nous donne les résultats suivants :

276 cas, 139 guérisons, 112 insuccès, 12 morts.

Nous ne terminerons pas ce long exposé des moyens curatifs des pseudarthroses, sans dire un mot d'un moyen extrême auquel les chirurgiens ont cru devoir recourir quelquefois en vue de remplir des indications diverses; je veux parler de l'amputation.

Dans quelques cas malheureux, les moyens employés précédemment pour remédier à la pseudarthrose n'ont pas seulement échoué, mais sont survenus des accidents tels que l'amputation a été la seule ressource pour sauver la vie des malades. Nòtons que plusieurs de ces cas appartiennent à la méthode des résections.

TABLEAU

RÉSUMANT LES RÉSULTATS STATISTIQUES DE GURLT.

PUEL, page 127.

Column groups (each with sub-columns **Total | Guéris | Améliorés | Insuccès | Mort | Résultat inconnu**):

- **BRAS.** — 161 pseudarthroses. 254 opérations,
- **AVANT-BRAS.** — 50 pseudarthroses. 74 opérations,
- **CUISSE.** — 121 pseudarthroses, 170 opérations,
- **JAMBE.** — 123 pseudarthroses, 159 opérations,
- **TOTAL.** — 455 pseudarthroses, 657 opérations,

BRAS.

TRAITEMENT. — PROCÉDÉ OPÉRATOIRE.	Total	Guéris	Améliorés	Insuccès	Mort	Résultat inconnu
1. Application de teinture d'iode sur la peau.	5	1		4		
2. — de caustiques.	2	1				
3. Électricité, électropuncture.	1	1				
4. Compression, immobilisation.	28	10		18		
5. Extension permanente.	3	1		1		
6. Frottement des fragments.	31	6	2	23		
7. Déchirure sous-cutanée.	5	1		3		
8. Scarification sous-cutanée.	2	1		2		2
9. Acupuncture.	7	3		1		
10. Perforation sous-cutanée.	10	8		3		1
11. Chevilles d'ivoire et vis d'acier.	10	8		8		
en fil ordinaire ou métallique...						
12. Séton — ordinaire.	68	22	4	39	1	2
on fils divers.	2	2				
13. Cautérisation des fragments.	3	1		2		
14. Grattage des fragments.	4	2				
15. Résection simple.	56	25	2	26	3	2
16. — avec ligature ou suture.	47	8	2	6	1	2
17. — et vis d'acier.	5	1	1	3		
TOTAL.	254	94	9	137	5	9
18. A ajouter : Amputations.	4					

AVANT-BRAS.

TRAITEMENT. — PROCÉDÉ OPÉRATOIRE.	Total	Guéris	Améliorés	Insuccès	Mort	Résultat inconnu
1. Application de teinture d'iode sur la peau.	3	1		2		
2. — de caustiques.						
3. Électricité, électropuncture.						
4. Compression, immobilisation.	8	3		5		
5. Extension permanente.	2	1		1		
6. Frottement des fragments.	5	2		3		
7. Déchirure sous-cutanée.	2	1		1		
8. Scarification sous-cutanée.						
9. Acupuncture.	6	5	1			
10. Perforation sous-cutanée.	5	3		2		
11. Chevilles d'ivoire et vis d'acier.	2	1		1		
en fil ordinaire ou métallique...						
12. Séton — ordinaire.	14	9		5		
on fils divers.						
13. Cautérisation des fragments.						1
14. Grattage des fragments.	3	2				
15. Résection simple.	20	16	1	2	1	1
16. — avec ligature ou suture.	5	3		1		
17. — et vis d'acier.						
TOTAL.	74	45	2	23	1	1
18. A ajouter : Amputations.						

CUISSE.

TRAITEMENT. — PROCÉDÉ OPÉRATOIRE.	Total	Guéris	Améliorés	Insuccès	Mort	Résultat inconnu
1. Application de teinture d'iode sur la peau.	7	6		1		
2. — de caustiques.						
3. Électricité, électropuncture.	3			3		
4. Compression, immobilisation.	23	10	2	11		
5. Extension permanente.	14	11		3		
6. Frottement des fragments.	31	14	1	16		
7. Déchirure sous-cutanée.	7	3		3		1
8. Scarification sous-cutanée.	2	1		1		1
9. Acupuncture.	2	1	1			
10. Perforation sous-cutanée.	4	4				
11. Chevilles d'ivoire et vis d'acier.	7	2		4		1
en fil ordinaire ou métallique...	2	1		1		
12. Séton — ordinaire.	30	16	3	9	2	
on fils divers.	1					
13. Cautérisation des fragments.	3	4				
14. Grattage des fragments.						
15. Résection simple.	28	14	1	6	7	1
16. — avec ligature ou suture.	6	5			1	
17. — et vis d'acier.						
TOTAL.	170	90	8	58	11	3
18. A ajouter : Amputations.	11					

JAMBE.

TRAITEMENT. — PROCÉDÉ OPÉRATOIRE.	Total	Guéris	Améliorés	Insuccès	Mort	Résultat inconnu
1. Application de teinture d'iode sur la peau.	12	11		3		
2. — de caustiques.	1	1				
3. Électricité, électropuncture.	4	2		2		
4. Compression, immobilisation.	19	10		9		
5. Extension permanente.	1	1				
6. Frottement des fragments.	22	20	1	11		
7. Déchirure sous-cutanée.	7	3		3		1
8. Scarification sous-cutanée.	2	1				1
9. Acupuncture.	3	1		2		
10. Perforation sous-cutanée.	9	7		1		
11. Chevilles d'ivoire et vis d'acier.	5	4				1
en fil ordinaire ou métallique...	1	1		1		
12. Séton — ordinaire.	28	19	3	5		1
on fils divers.						
13. Cautérisation des fragments.	6	5		1		
14. Grattage des fragments.	4	2		2		
15. Résection simple.	24	16		5		
16. — avec ligature ou suture.	2	1				
17. — et vis d'acier.						
TOTAL.	159	108	5	42	1	3
18. A ajouter : Amputations.	8					

TOTAL.

TRAITEMENT. — PROCÉDÉ OPÉRATOIRE.	Total	Guéris	Améliorés	Insuccès	Mort	Résultat
1. Application de teinture d'iode sur la peau.	29	19		10		
2. — de caustiques.	4	2		2		
3. Électricité, électropuncture.	8	3		8		
4. Compression, immobilisation.	78	33	2	43		
5. Extension permanente.	19	14		5		
6. Frottement des fragments.	99	50	4	55		1
7. Déchirure sous-cutanée.	16	11		3		
8. Scarification sous-cutanée.	9	2		3		3
9. Acupuncture.	13	8	2	6		
10. Perforation sous-cutanée.	25	17	1	13		
11. Chevilles d'ivoire et vis d'acier.	30	15		1		1
en fil ordinaire ou métallique...	3	2				
12. Séton — ordinaire.	140	66	10	58	3	
on fils divers.	3	3				
13. Cautérisation des fragments.	9	6		3		
14. Grattage des fragments.	13	7		2	2	
15. Résection simple.	125	71	2	39	10	
16. — avec ligature ou suture.	49	17	2	7	3	
17. — et vis d'acier.	5	1	1	3		
TOTAL.	657	337	24	262	18	16
18. A ajouter : Amputations.	23					

D'autres fois on a pratiqué l'amputation dans le but de débarrasser le malade d'une infirmité gênante toujours, mais quelquefois aussi cause des plus vives douleurs. Nous ne devons pas insister sur ce sujet qui touche à une des questions de chirurgie que nous ne saurons aborder avec notre inexpérience, les *amputations de complaisance*. Cependant l'exemple malheureux de Joheu qui amputa dans les tissus de la pseudarthrose en prenant un lambeau dans les parties molles du mollet pour une pseudarthrose du fémur, amputation suivie de gangrène du moignon et de la mort du malade, nous paraît bien peu encourageant pour faire accepter cette pratique.

En terminant, nous donnons un tableau résumant les résultats statistiques du professeur E. Gurlt (de Berlin).

CONCLUSIONS.

Comparant entre eux les résultats statistiques donnés par chacun des trois groupes principaux que nous avons formés, nous trouvons que le premier compte 53 guérisons pour 100 ; le second, 50 pour 100 ; le troisième, 50 pour 100.

La supériorité semblerait donc appartenir à la première classe de procédés agissant indirectement sur toutes les parties de la pseudarthrose. Nous devons néanmoins remarquer que les pseudarthroses auxquelles ils ont été appliqués étaient peu anciennes.

La supériorité qu'il a sur le second groupe, faible d'ailleurs, diminue donc encore d'après cette seule considération.

Le second groupe et le troisième comptent le même nombre de succès, mais la mortalité est bien plus élevée dans le troisième. A cette considération qui est sans doute bien suffisante pour constater son infériorité, nous devons ajouter la durée plus longue du traitement, et l'accident consécutif qui consiste dans le raccourcissement du membre.

Les faits nous conduisent donc à reconnaître une supériorité incontestable aux moyens appartenant au second groupe, c'est-à-dire à ceux dont les moyens d'action portent spécialement sur les tissus mous de la fausse articulation. Ainsi se trouve vérifié ce que la théorie faisait pressentir et confirmée l'opinion que Malgaigne avait émise à ce sujet.

Mais parmi ces moyens, lequel convient-il de choisir? Une pseudarthrose étant donnée, en un mot, quels moyens employer de préférence? Dans le cours de ce travail, nous avons fait ressortir autant que possible les indications spéciales à chaque procédé. La résection même, ce moyen aussi dangereux qu'une amputation, nous a paru même devoir été conservée pour quelques cas exceptionnels. Malgaigne voit dans le chevauchement considérable des fragments ou leur trop grand écartement une indication de réséquer. Cependant, souvent nous voyons l'extension permanente prolongée triompher du chevauchement et le séton guérir des pseudarthroses dont les fragments sont peu serrés. Nous sommes persuadés que l'emploi combiné de plusieurs méthodes, suivant les cas, le soin avec lequel on les appliquera, et surtout la constance avec laquelle on en tentera l'essai, sont les conditions principales qui nous éviteront l'usage des moyens rigoureux. Nous sommes d'autant plus porté vers cette opinion qu'une observation récente d'un de nos maîtres dont le souvenir nous est le plus cher, et dont les conseils nous ont été si utiles pour la rédaction de ce travail, vient la confirmer à nos yeux et nous montrer tout ce qu'on pouvait tirer de précieux pour la pratique, de données statistiques sagement interprétées. Elle nous semble d'ailleurs faire ressortir la puissance des moyens auxiliaires qui peuvent naître de l'initiative individuelle fécondée par des connaissances théoriques approfondies.

Obs. — Alexandre B..., âgé de 20 ans, fit une chute de cheval le 25 avril 1864 et se fractura la cuisse droite. Appareil de Scultet pendant vingt-cinq jours sans renouveller l'appareil. On applique ensuite un appareil dextriné pendant deux mois. Il y avait trois mois que la fracture s'était produite, et il n'existait encore aucune consolidation.

Le 25 juillet 1864, il entre à l'hôpital de la Charité, service de M. Velpeau. Appareil dextriné pendant deux mois, n'amenant aucune consolidation. M. Velpeau confie alors ce malade aux soins de M. Le Fort, suppléant M. Denonvilliers. Le malade est placé salle Saint-Jean, n° 17.

État du malade. — Le membre est raccourci de neuf centimètres environ ; le fragment inférieur était passé en arrière du supérieur. Ce fragment inférieur comprenait approximativement douze ou quinze centimètres du fémur, faisant une saillie notable à la partie postérieure de la cuisse. Les bords de la fracture taillés en arêtes assez vives, témoignent de l'absence de travail de consolidation. Les deux fragments s'appuyaient l'un contre l'autre par leurs faces séparés probablement par quelques fibres musculaires. Le malade ne pouvait communiquer à sa jambe étendue aucun mouvement d'élévation de dessus le plan du lit et, en passant la main à plat entre la cuisse et le matelas, on constatait une mobilité telle, qu'en essayant ainsi de soulever le membre, le fémur se courbait immédiatement à angle obtus à sommet antérieur.

Traitement. — J'essayai d'imprimer des mouvements violents aux deux fragments, de les frotter l'un contre l'autre, après quoi j'appliquai un appareil inamovible plâtré, qui resta deux mois en place sans amener la consolidation.

Il fallait, dès lors, recourir à des moyens plus puissants et n'exposant pas autant que possible la vie du malade. L'extension permanente avait donné, d'après Gurlt, 11 guérisons sur 14 malades, je me décidai pour l'extension. Pour la pratique, je construisis moi-même l'appareil suivant :

A l'extrémité inférieure d'une béquille, je vissai une plaque de bois, formant étrier, à l'extrémité opposée de laquelle une large attelle interne montait jusqu'à l'ischion du côté malade. Un appareil plâtré fut appliqué sur la jambe du malade et me servit à donner un point d'appui aux lacs extenseurs. Une longue vis jouant dans la plaque, formant étrier, était un puissant moyen d'extension ; quant à la contre-extension, elle était faite par une béquille appuyée dans l'aisselle et par l'attelle interne, dont l'extrémité appuyait sur l'ischion avec l'intermédiaire d'un coussin d'ouate. J'augmentais tous les jours la traction de l'appareil ; elle amenait des *douleurs vives* au niveau de la fracture. Mais, cette traction put bientôt être assez énergique et complète pour dégager complétement les deux fragments l'un de l'autre et les faire rencontrer seulement par leurs extrémités libres. Sans cesser l'extension, je cherchai à frotter fortement les fragments l'un contre l'autre et, après que les tractions eurent été continuées ainsi pendant trois semaines, j'appliquai un appareil inamovible en plâtre. Je le retirai le 31 décembre 1864. La cuisse avait perdu sa mobilité La consolidation était presque complétement effectuée. A partir du 2 janvier 1865, le malade se leva, soutenu par deux béquilles. Après une quinzaine de jours, il fut pris d'un érysipèle grave et il ne se leva que vers les premiers jours de mars 1865. Transféré à Vincennes, il y demeura jusqu'en juin et, malgré quelques chutes accidentelles, la solidité du membre ne se démentit pas. Vers le 15 juin, il quitta les béquilles pour prendre une canne.

Actuellement, le malade marche sans canne, mais avec claudication tenant à un peu de roideur dans le genou et à un raccourcissement de six à sept centimètres. Ce raccourcissement tient à cette circonstance que les fragments ont repris, dans l'appareil inamovible, après la suppression de l'extension permanente, leur position première. (*Gazette des hôpitaux*, 3 février 1866.)

Le malade qui fait l'objet de cette observation a été présenté à la Société de chirurgie. A cette occasion, M. Marjolin fait remarquer que l'appareil de M. Le Fort immobilise non-seulement la fracture, mais encore le tronc, et pour lui c'est une condition essentielle pour réussir. Il a vu une pseudarthrose qui avait résisté aux moyens ordinaires pour l'immobiliser, et qui céda plus tard à un appareil immobilisant le corps.

Dans le cas que nous venons de rapporter, nous avons vu employer simultanément le frottement des fragments, l'extension permanente et l'immobilisation. Remarquons que déjà la pseudarthrose avait résisté au frottement et à l'immobilisation seuls, sans extension continue: il semblerait donc que la plus large part du succès revient à cette dernière méthode. Nous croyons avec M. Marjolin que l'appareil de M. Le Fort immobilisant le tronc et la fracture mettait cette dernière dans les meilleures conditions pour se consolider; cependant l'extention permanente produite par cet appareil a eu une efficacité incontestable.

Nous nous sommes cru autorisé, en traitant de l'extension permanente, à émettre l'idée que cette extension permanente en produisant des lésions sous-cutanées dans les parties intermédiaires, pourrait bien agir par l'irritation qu'elle provoque ainsi. L'observation de M. Le Fort nous semble légitimer cette supposition. Nous voyons en effet une douleur vive suivre l'application de cette extension et augmenter avec son intensité. Ce fait n'est pas d'ailleurs unique, et le plus souvent la douleur a suivi l'application de cette méthode. L'extension permanente agirait en combattant une des complications de fractures qui s'opposent à la consolidation, le chevauchement, la non-réduction en un mot, et surtout en produisant des lésions sous-cutanées.

L'ingénieux appareil construit par M. Le Fort nous montre tout le parti qu'un chirurgien peut tirer de la connaissance parfaite des indications qu'il a à remplir. La simplicité de sa construction, son application facile, et surtout l'immobilisation du tronc, qu'il produit, sont autant de titres qui nous le recommandent dans les cas de pseudarthroses du fémur.

EXPLICATION DES FIGURES

Figure 1re.

Elle représente l'appareil construit par M. Lefort pour cette pseudarthrose du fémur, traitée par l'extension permanente, dont l'observation a été rapportée page 129.

A, extrémité supérieure de la béquille, prenant point d'appui dans l'aisselle.
B, planchette horizontale garnie d'un trou pour le passage d'une vis E.
E, vis métallique.
F, écrou placé immédiatement au-dessous de la planchette B.
C, planchette verticale.
D, échancrure destinée à prendre un point d'appui sur l'ischion du membre sur lequel on pratique l'extension.
G, anneau mobile fixé à l'extrémité de la vis et destiné à fixer les lacs qu, vont s'enrouler autour de la jambe, au-dessus des malléoles.

Figure 2.

Appareil de M. Laugier pour faire l'extension permanente et graduée à volonté. Toutes les pièces de l'appareil sont en bois, ce qui diminue le poids de l'appareil de manière à le rendre portatif, le malade pouvant se lever et travailler avec lui.

A, planchette avec échancrure s'appuyant dans l'aisselle.
C C, tiges reliant la planchette A avec la planchette E.
E, planchette traversée par deux vis D D.
D D, vis traversant la planchette B B.
B B, planchette verticale à laquelle on fixe l'avant-bras à l'aide de courroies.

H, planchette légèrement incurvée pour servir de point d'appui à la saillie du coude.

F, planchette plane pour maintenir la partie supérieure de l'avant-bras.

G,   —   - -   —   la partie inférieure du poignet.

Les mouvements imprimés à la planchette *BB* par les vis *DD* produisent des tractions sur la partie inférieure du bras, pendant que la contre-extension faite par la planchette *A* appuie dans le creux axillaire.

Figure 3.

Cet appareil, construit d'après les mêmes principes que le précédent, est aussi dû à M. Laugier; il est employé pour faire l'extension permanente sur le membre inférieur.

R est une sorte de gouttière sur laquelle repose la partie postérieure de la cuisse.

B est une saillie des bords de cette gouttière, appliquée contre l'ischion.

GG sont deux tiges verticales de la longueur du membre.

A la planchette *E* est fixée une petite planchette *P*, sur laquelle repose le pied, et à laquelle on le fixe solidement à l'aide de courroies.

L'extension est produite par les mouvements de la planchette *E*, et la contre-extension par la partie *B* de la gouttière reposant sur l'ischion.

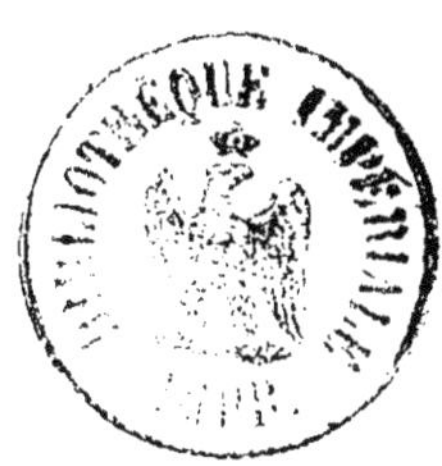

TABLE DES MATIÈRES

A. PARENT, imprimeur de la Faculté de Médecine, rue M. le Prince.

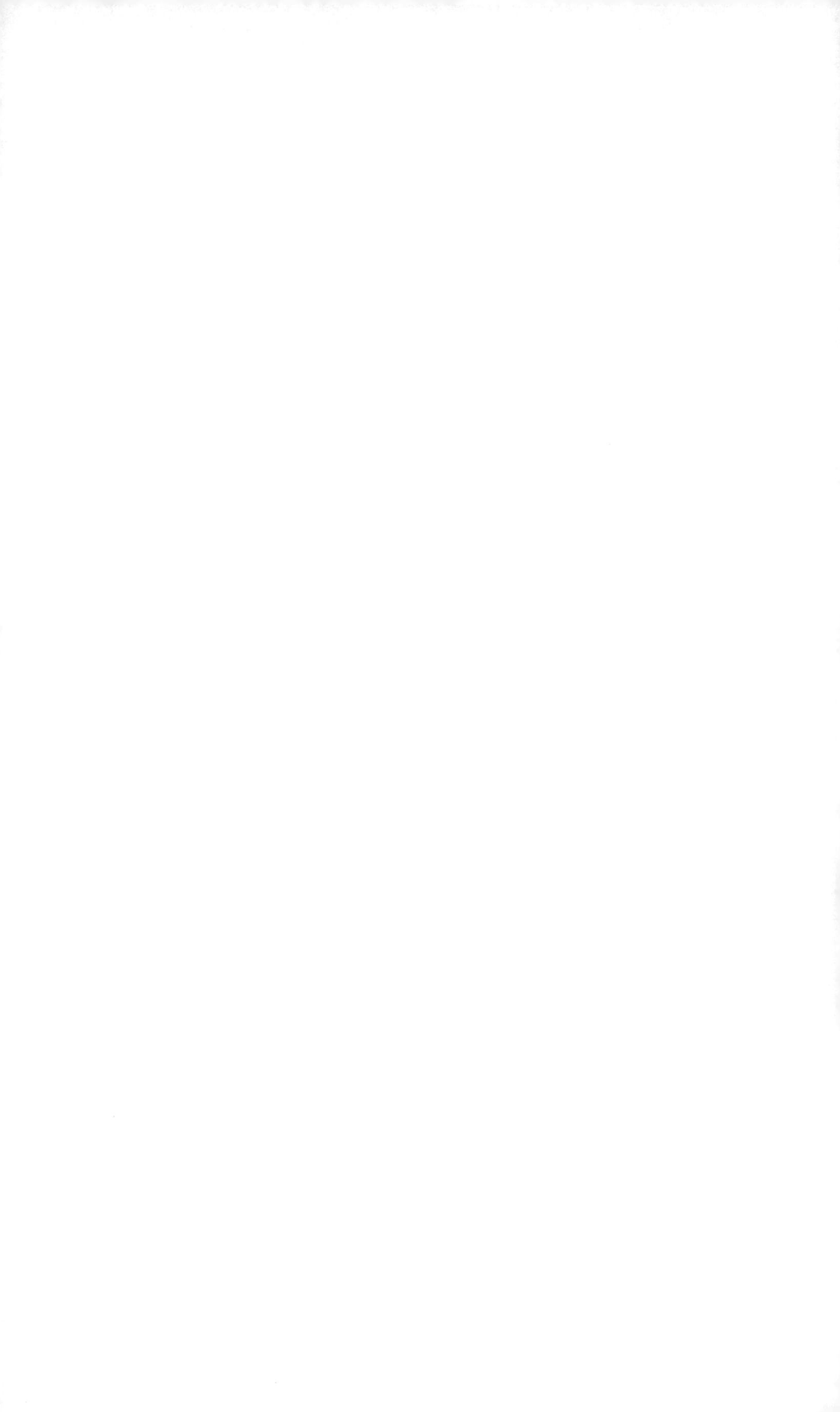

www.ingramcontent.com/pod-product-compliance
Ingram Content Group UK Ltd.
Pitfield, Milton Keynes, MK11 3LW, UK
UKHW022237120726
13694UKWH00003B/859